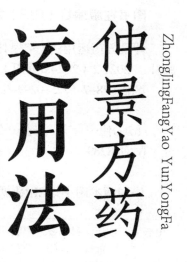

李根林　王振亮　王辉　著

仲景方药
运用法

ZhongJingFangYao YunYongFa

河南科学技术出版社
·郑州·

内容提要

作为中医四大经典之一的《伤寒杂病论》，奠定了辨证论治的基础，仲景学术思想也成为后世医家诊疗疾病的圭臬和准绳。其中，仲景方剂及其药物经过漫长的历史淬炼，疗效显著，屡试不爽。在临床治疗疾病过程中，辨证的准确性固然重要，但治疗的有效性最终必须落实到方药的正确使用上，也就是说只有恰当运用仲景方药，才能保证和提高经方的临床疗效。本书挖掘《伤寒论》和《金匮要略》中药方的运用规律，前三章（第一章方剂运用方法，第二章药物运用方法，第三章用药配伍习惯）剖析了仲景遣方用药思路，并在第四章经方药物功效及配伍中，就后世医家对经方药物的配伍方法进行了归纳总结，以拓展仲景方药的适用范围。本书可作为中医药高等院校学生和临床工作者的参考用书。

图书在版编目（CIP）数据

仲景方药运用法 / 李根林，王振亮，王辉著. —郑州：河南科学技术出版社，2021.2（2024.8重印）
ISBN 978-7-5725-0299-6

Ⅰ.①仲⋯　Ⅱ.①李⋯　②王⋯　③王⋯　Ⅲ.①仲景学说—方剂学—研究　Ⅳ.①R289

中国版本图书馆CIP数据核字（2021）第028382号

出版发行：河南科学技术出版社
地址：郑州市郑东新区祥盛街27号　邮编：450016
电话：（0371）65737028　65788613
网址：www.hnstp.cn
策划编辑：高　杨
责任编辑：李振方
责任校对：董静云
整体设计：薛　莲
责任印制：朱　飞
印　　刷：永清县晔盛亚胶印有限公司
经　　销：全国新华书店
开　　本：720 mm×1020 mm　1/16　印张：12　字数：195千字
版　　次：2021年2月第1版　2024年8月第2次印刷
定　　价：68.00元

如发现印、装质量问题，影响阅读，请与出版社联系并调换。

前 言

诞生于 1800 多年前的《伤寒杂病论》，开启了中医理论与实践有机结合的先河。其中理法方药一线贯穿的学术体系，作为诊疗疾病的圭臬和准绳，迄今仍然是中医临床必须遵守的法则。这个法则的确立，不是人为规定后的约定俗成，而是仲景在总结汉代之前医药学成就的基础上，经过长期的临床实践，发现的一个诊疗疾病的规律。这也是仲景学术绵延近两千年仍然被我们所应用，而且屡试不爽、历久弥新的根本原因所在。

目前，中医教育方法研究如火如荼，方兴未艾，对中医教育方法的认识也是仁者见仁，智者见智。尽管院校教育与传承教育孰优孰劣仍莫衷一是，但是回归本体教育，注重《伤寒论》和《金匮要略》的学习，重视经方应用已成为学界的共识。要想成为一名合格的中医，担当起治病救人的重任，就必须认真学习、全面掌握《伤寒论》和《金匮要略》的精神实质。

理论是指导实践的基础，实践是实现理论目标的保证，正确的理论必须通过正确的实践才能实现目标。仲景学术包括理、法、方、药四个方面，"理"和"法"属于理论的内容，它们是诊断疾病和制订治疗方案的依据，明确疾病诊断，确立治疗方法后，效果的有无都要依靠"方"和"药"来完成。就中医临床而言，把握好"理"和"法"固然重要，但最后直接作用于患者并且发挥治疗效果的，只有也只能是"方"和"药"。鉴于此，我们在全面梳理《伤寒论》和《金匮要略》的基础上，将其中的方剂和药物进行了分析、归纳和总结，挖掘出了《伤寒论》和《金匮要略》中"方""药"的运用规律，前三章（第一章方剂运用方法，第二章药物运用方法，第三章用药配伍习惯）剖析了仲景遣方用药思路。在第四章中，我们采撷历代对经方中药物的功效认识和配伍应用方法，以拓展仲景方药的适用范围。

本书的内容是我们在长期临床实践中使用仲景方药的体会，也是几十年中医药教学工作过程中对仲景方药的认识和总结。由于水平有限，书中可能存在舛误之处，还望读者不吝赐教，以便再版时更正。在本书的撰写过程中，河南科学技术出版社高杨女士给予了大力支持和帮助，在此致以衷心的感谢！

编者

2020 年 4 月

目　录

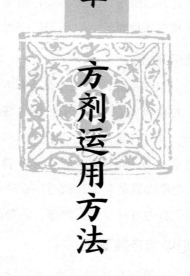

第一章 方剂运用方法

"方"是治病的工具，仲景之书乃方书之祖，其著作《伤寒论》载方113首，《金匮要略》载方262首（包括附方23首），去掉43首重复方剂，另有6首合并为3首，共计有方剂329首。本章从类方的角度，系统梳理了仲景方剂配伍的思维方法。

第一节 ❀ 桂枝剂配伍

桂枝剂主要指桂枝汤及桂枝汤加减之类的方剂，也包括与桂枝配伍而成的方剂。桂枝汤之功用，既和营卫以解表，又调阴阳以治里，其经过化裁配伍之后，还可用于治疗太阳中风证及其各种兼证，也用于治疗内伤虚损疾病及多种杂病。

一、调和营卫，治太阳中风证

桂枝汤治疗腠理疏松、卫气不固、风寒外袭、营卫失调所致的太阳中风证，可见恶风、发热、汗出、头项强痛或鼻鸣干呕、脉浮缓等症。方中主以桂枝之辛温，解肌通阳，祛风散寒；辅以芍药之酸苦微寒，和营血而敛阴液。桂枝得芍药之酸，于解表中寓敛汗之意；芍药得桂枝之辛，于和营中有调卫之功。甘草、生姜、大枣皆佐使之品。生姜辛温宣散，助桂枝通阳；甘草、大枣甘缓，益气调中，并助芍药和营。诸药合用，有主有从，配伍严谨，共奏调和营卫、解肌祛风之功。

二、调和营卫，治太阳中风及其兼证

桂枝加厚朴杏子汤治疗风寒之邪内迫于肺，致表不解而兼微喘之证或太阳中风而引发宿喘之证，症见恶风寒、发热、汗出气喘、脉浮缓等。方中桂枝汤解肌祛风，调和营卫以解表；加厚朴、杏仁降气定喘以治兼证。诸药共奏调和营卫、降气定喘之功。

栝楼桂枝汤治疗内因津液不足，外感风寒之邪，邪阻太阳筋脉，筋脉失于濡养所致的柔痉病。症见太阳中风症状（发热、汗出、恶风、头项强痛等）和痉病主症"身体强，几几然"，甚则角弓反张、口噤不开。方中桂枝汤调和营卫，以解太阳卫分之邪；栝楼根滋养筋脉，润燥解痉。本方所治，虽不能称之为太阳中风及其兼证，然其临床表现具备太阳中风征象，风寒束表、营卫失调仍为其病理变化之一，故方用桂枝汤；"身体强，几几然"虽不能认为系桂枝汤证之兼证，但其病理变化基础是津液不足而感受外邪，故方用栝楼根生津润燥。但既属津液

不足而受邪，何以不用葛根升津舒筋，以解"身体强几几"？盖津亏较重，且风邪化燥，葛根升散之性于其不利故也。

桂枝加芍药汤治疗太阳病误下，邪陷太阴所致表证仍存而中焦气机不和者，除表证未罢之症状外，兼见腹满时痛等症。方用桂枝汤调和营卫，且桂枝、甘草辛甘通阳，姜、枣、甘草和中益气；倍用芍药，与甘草相伍，酸甘益阴，和中缓急以止痛。诸药合用，除具解表之功外，又有通阳行阴、和脾缓急之效。

桂枝加大黄汤治疗表病误下，不唯表证不解，且邪入阳明，腑气不通，而致腹部"大实痛"者。此证虽涉及阳明，但无潮热、谵语等症，知病变仍偏重于表而兼轻度阳明里实。故方用桂枝汤调和营卫，加重芍药并加大黄，兼治阳明而疗"大实痛"。桂枝加芍药汤、桂枝加大黄汤所治之证，虽涉及太阴与阳明，而非纯属太阴、阳明。故用药亦非建中、承气可比。前方用芍药而不加饴糖，重在和脾止痛；后方用大黄而不加枳、朴、芒硝之类，意在泻实和胃。

桂枝加黄芪汤治疗邪气在表、营卫失调而兼表气虚之证，症见发热、恶寒、脉浮、自汗等。方中桂枝汤调和营卫，解表祛邪；黄芪益气固表，助气托邪。该方用于黄疸病之病邪在表而表虚者。黄疸病多与湿邪有关，方用黄芪，其意不但在于助气以祛表邪，而且能益气固表祛湿，有利于黄疸病之向愈。该方尚用于治疗营卫不调、水湿内郁、阳气不宣之黄汗病，症见身重腰痛，上半身汗出、下半身无汗，烦躁，小便不利等。方中桂枝汤调和营卫、解肌祛湿，使心阳下达，以和调上下；黄芪益气固表逐湿。上述可见，桂枝加黄芪汤既治黄疸，又疗黄汗，虽前者有表证、后者无表证，但病理变化均属营卫不和，故同用桂枝汤，此异病同治之理也。此外，二病均与湿邪有关，故均加黄芪益气以走表祛湿。

乌头桂枝汤治疗寒气内结、阴寒内盛，兼外邪袭表、营卫不和所致的寒疝兼表证，症见腹中痛，手足逆冷而麻痹不仁、身体疼痛等。方中乌头温里散寒止痛，桂枝汤调和营卫以散表寒，共奏表里双解之功。因该方所治病证为里寒兼表，里寒为主因，外寒为诱因，且临床表现腹痛较剧，治当散寒止痛为首要，故不以桂枝加乌头汤命名，而名曰乌头桂枝汤。

竹叶汤治疗产后阳气不足、风邪乘虚而入之中风证，表现为发热、头痛等病邪在表之症和面正赤、气喘等虚阳上越之象。方中以竹叶为主，辅以桂枝、葛根、防风、桔梗疏风解表，生姜、大枣、甘草调和营卫，人参、附子温阳益气。诸药合用，共成表里兼治、扶正祛邪之利。本方虽未以桂枝命名，实含桂枝汤之义。因风邪较重，故未用芍药，而用竹叶、葛根、防风，以加强疏风之力。中风而兼阳气虚弱，若但解其表，易致虚阳外脱；若唯补其虚，又易助邪碍表，故方剂配伍，表里兼顾。

桂枝加芍药生姜各一两人参三两新加汤治疗太阳表证因发汗太过伤及营气，或营气不足之人复感外邪所致的身疼痛、脉沉迟等症。方中桂枝汤加重芍药、生姜用量，和营通阳以解未尽之表；再加人参补益气阴而治营气不足。诸药共成表里兼顾、扶正祛邪之剂。

桂枝加附子汤治疗太阳病发汗太过，致阳虚汗漏之证，症见汗漏不止，恶风，小便难，四肢微急、难以屈伸等。方中桂枝汤调和营卫，亦可止汗。如表证未解，仍可解表。加附子温经扶阳，固表止汗。本证阳虚与表证同在，治若单纯解表，则更虚其阳，甚则厥利、呕哕接踵而来；单纯温阳，则外邪不去，易生他变。故解表与温阳并施，桂枝汤与附子汤同用。

桂枝去芍药汤、桂枝去芍药加附子汤治疗桂枝汤证之变证。太阳病误下，表证未解，邪陷胸中，胸阳受损，故除表证外，更增胸满、脉促等症。此时若以桂枝汤解表，则方中芍药酸苦阴柔之性易敛邪不散，有碍胸满，故去而不用（名桂枝去芍药汤）。方中桂枝、甘草辛甘通阳，生姜、大枣调和营卫，且桂枝与生姜为伍，又能通阳解表。诸药合用，既可解未尽之表，更能通胸中之阳。若症如上述而兼恶寒加重，脉不促而微弱者，是不仅胸阳受损，而且阳虚较甚，伤及肾阳，故于前方中加附子（名桂枝去芍药加附子汤），温经复阳。

三、调和阴阳，治内伤虚损证

桂枝加龙骨牡蛎汤治疗精耗太过，阴损及阳，阴阳两虚之虚劳失精，症见经常遗精、滑精或梦交，少腹拘急，前阴寒冷，头目晕眩，头发脱落等。方中桂枝汤调和阴阳，加龙骨、牡蛎，潜镇涩精，使阳固阴守，精不外泄。由此可见，桂枝汤不但能调和营卫以解表，而且可调和阴阳以补虚。正如尤怡引徐氏语所云，"桂枝汤外证得之能解肌去邪气，内证得之能补虚调阴阳"。

小建中汤治疗脾胃阴阳两虚之虚劳，症见腹中拘急疼痛、心悸、衄血、梦遗失精、四肢酸疼、手足烦热、咽干、口燥等。该方由桂枝汤倍用芍药加饴糖而成。方用饴糖、炙甘草、大枣之甘以建中缓急，三味配桂枝、生姜之辛以化阳，配芍药之酸以化阴。如此，一则阴阳得以自调，一则通过建立中气，生化气血，而使阴阳调和。本方虽能调和阴阳，但药物配伍仍以甘温助阳、补脾建中为主。小建中汤与桂枝加龙牡汤，其药物组成均用桂枝汤，同治阴阳两虚之虚劳，但前者重在健运中焦脾胃，后者重在固守肾精。

黄芪建中汤治疗气血阴阳俱虚，而以气虚为主之虚劳，症见腹中拘急、自汗或盗汗、身重或不仁、脉虚大等。方中小建中汤调和阴阳，建立中气；加黄芪益气补中，以缓急迫。

当归建中汤治疗产妇血虚有寒之腹痛，症见产后虚羸、少腹拘急挛痛、少气、不能饮食等。方中小建中汤调和阴阳，建立中气；当归养血和血。诸药共奏养血补虚、和营止痛之效。

上述三建中汤以小建中汤为中心，均治阴阳两虚之虚劳，主治病症均有腹中拘急疼痛。但黄芪建中汤证以气虚为主，故方以小建中汤加黄芪；当归建中汤证以血虚为主，故方以小建中汤加当归。

炙甘草汤治疗心阴阳气血俱虚所致的心动悸、脉结代。《金匮要略·血痹虚劳病脉证并治》云："治虚劳不足，汗出而闷，脉结悸……"该方由桂枝汤去芍药倍用炙甘草加味而成。方中生地、麦冬、阿胶、麻仁、大枣，补益心阴心血；炙甘草、桂枝、生姜、人参、清酒，补益心气，温通心阳。该方虽非为桂枝汤原方加味，然仍具调和阴阳之功。所以去芍药者，盖其酸收阴柔之性有碍胸阳，于心阳不振所致胸闷等症不利。因炙甘草能补中益气，使气血生化有源，以复脉之根本，故方中重用炙甘草，且以之作为方名。

黄芪桂枝五物汤治疗营卫气血俱不足所致的血痹病。营卫气血不足、感受风寒、血行不畅、阳气痹阻，可出现以局部肌肤麻木不仁，甚或疼痛为特征的病症。本方由桂枝汤去甘草，倍生姜，加黄芪组成。因甘草性缓，有碍血液畅行，故去而不用。方中黄芪甘温益气，倍生姜助桂枝通阳行血，芍药和营理血，生姜、大枣调和营卫。诸药合用，共奏益气通阳、和营行痹之效。

芍药甘草附子汤治疗太阳病发汗后阴阳两虚的变证。太阳病发汗后，恶寒反而加重，且无其他表证症状，这是病情有变，阳虚不能温煦肌表所致。发汗太过，不但伤阳，而且损阴，阴虚不能濡润筋脉，则可见脚挛急等症。方用芍药、甘草，酸甘化阴以养营血；附子辛热，与甘草相合，辛甘化阳以扶阳气。本方中虽无桂枝，然由桂枝汤去桂枝、生姜、大枣加附子而成。因无表证，故去桂枝与生姜；因营阴受损，而用芍药与甘草；因阳虚较重，故用附子。三药合用，共奏阴阳双补之功。

四、辛甘化阳，治心阳不足证

桂枝甘草汤治疗太阳病发汗过多，损伤心阳所致的心悸，临床表现除心中悸动不安外，尚有呕吐、体倦乏力等症。本方即桂枝汤中之桂枝与甘草组成。桂枝辛温，入心通阳；炙甘草甘温，益气和中。二药合用，辛甘化阳，使心阳振奋，则心悸可愈。

桂枝加桂汤治疗发汗后烧针令其汗，过汗损伤心阳，阴寒之气上逆所致奔豚病。症见气从少腹上冲心胸等。本方即桂枝汤加桂二两。方中重用桂枝五两，一则配炙甘草、生姜、大枣辛甘化阳，以振奋心阳，一则取其平冲降逆之功；芍药配甘草酸甘化阴，以柔肝缓急。诸药合用，共奏通阳平冲、降逆缓急之功。

桂枝去芍药加蜀漆牡蛎龙骨救逆汤治疗伤寒脉浮，误用火攻或辛温发汗太过，心阳虚损，心神浮越所致心悸、惊狂、卧起不安等症。方中桂、甘、姜、枣相配，辛甘化阳，旨在宣通心阳；龙骨、牡蛎重镇安神；因心阳虚易致痰浊凝聚，故加蜀漆以涤痰；去芍药者，以其阴柔之性不利通阳涤痰之故也。

桂枝甘草龙骨牡蛎汤治疗因烧针劫汗，损伤心阳，心神失养而出现的烦躁证。本方由桂枝、甘草、龙骨、牡蛎组成。方中桂、甘化阳，温通心阳；龙、牡重镇，潜敛心神。

以上四方均用桂枝与甘草，然桂枝用量各不相同，其功效也有所不同。桂枝加桂汤中桂枝五两，取其平冲降逆；桂枝甘草汤中桂枝四两、炙甘草二两，桂枝救逆汤中桂枝三两、炙甘草二两，二方桂枝量均大于甘草，则通阳强于益气；桂甘龙牡汤中桂枝一两、炙甘草二两，甘草量大于桂枝，则益气强于通阳。可见，用药量之大小，与证候、治法是密切相关的。

五、酸甘复阴，治筋脉挛急证

芍药甘草汤治疗阴虚筋脉失于濡润所致的"脚挛急"。本方由桂枝汤中的芍药、甘草二味组成，取其酸甘化阴、养血敛阴、和中缓急之义，使阴液得复，筋脉得养，足胫自能伸展自如，脚挛急之症自可缓解或清除。

六、通阳活血，治瘀血内阻证

温经汤治疗冲任虚寒兼瘀血所致的崩漏病。症见下血数十日不止、暮即发热、少腹里急、腹满、手掌烦热、唇口干燥等。本方为桂枝汤去大枣加吴茱萸、当归、川芎、人参、阿胶、丹皮、半夏、麦冬而组成。其功用与桂枝汤原方大有不同。方中桂枝配吴茱萸、生姜温经散寒暖血，阿胶、当归、川芎、白芍、丹皮养血和血散瘀，麦冬、半夏润燥降逆，甘草、人参补中益气。诸药共奏温经散寒、通阳活血、养血补虚之效。本方虽具滋阴养血、益气通阳、阴阳双调之功，但桂枝与他药配伍之主要功用是通阳散瘀。

桂枝茯苓丸治疗妇人宿有症积引起的漏下病。素有症病，停经不到三月，漏下紫暗瘀血，脐上似有胎动，这些都是症积内停、瘀血阻滞所致。本方为桂枝汤去甘草、大枣、生姜加丹皮、桃仁、茯苓而成，其功能与桂枝汤原方根本不同。方中桂枝配芍药通调血脉，丹皮、桃仁活血化瘀，茯苓益脾气，用蜜为丸意在攻邪而不伤正。诸药合用，共收通阳活血之功。

土瓜根散治疗瘀血内阻引起的月经不畅利之病，症见少腹满痛、按之有硬块，月经一月二潮、量少色暗有块，舌质紫暗，脉涩等。本方为桂枝汤去生姜、大枣、甘草，加土瓜根、䗪虫而成。其方义与桂枝汤原方迥然不同。方中桂枝、芍药温通血脉，土瓜根、䗪虫祛瘀破血，加酒以行药势。诸药共奏通阳活血之功。以上三方均以桂枝与活血祛瘀药配伍，其祛瘀之力较单纯用祛瘀药之力更强。此法宜于血瘀有寒或无热之证；若有热象，则不宜用或少用桂枝，或用桂枝同时佐以清热之品。

七、其他

蜘蛛散治疗寒气凝结厥阴肝经所致的阴狐疝病。症见阴囊偏大偏小，疝物时上时下，每因起立或走动时坠入阴囊，平卧时则收入腹内，患者轻则有重坠感，重则阴囊牵引少腹有剧痛。本方由蜘蛛与桂枝二味组成，方中蜘蛛破结通利，配桂枝之辛温，引入厥阴肝经以散寒气。二药共奏温经散寒、破结通利之效。

《备急千金要方》中用桂枝去芍药加皂荚汤治疗肺气虚寒挟痰涎内壅所致的"肺痿吐涎沫"等症。方中桂枝汤去芍药辛甘化阳，温复肺气，且可调和营卫，使营卫宣行，肺气振奋，则涎沫可止；芍药收敛之性不利除痰，故去之；加皂荚者，意在涤痰通窍。诸药合用，共奏温肺涤痰、扶正祛邪之功。

芪芍桂酒汤治疗表气虚而水湿内侵、营卫不调、湿热交蒸所致的黄汗病。症见发热、口渴、汗出色黄如柏汁、身体肿重、脉沉等。本方由黄芪、芍药、桂枝、苦酒（醋）组成。方中黄芪益气固表祛湿，桂枝、芍药调和营卫，苦酒宣泄营中郁热。诸药合用，通阳固表，调和营卫，宣泄湿热。

桂枝去芍药加麻辛附子汤治疗阳虚阴凝，饮结心下所致的心下痞坚，如盘如杯之证；临床表现可见手足逆冷，或身冷骨痛，恶寒无汗，或麻痹不仁等症。方中桂枝汤去芍药，辛甘化阳，振奋卫阳；麻黄、细辛、附子温发里阳，祛散阴寒。去芍药者，以其苦寒阴柔之性不利通阳之故也。诸药为伍，温阳散寒，通彻表里，使阳气通行，阴凝解散，则水饮自消。

第二节 🏵 麻黄剂配伍

麻黄剂主要指麻黄汤及以麻黄汤为核心进行加减之类的方剂。麻黄汤的功能是解表散寒，宣肺平喘，为发汗解表之峻剂，主治伤寒表实证。其经过化裁配伍之后，可用于治疗伤寒表实及其各种兼证、邪热壅肺证和水气挟热证等。兹将麻黄剂配伍用药法分述如下。

一、治表实证

麻黄汤治疗风寒束表，卫阳被遏，营阴郁滞，肺失宣降所致伤寒表实证，症见恶寒、发热、头痛项强、无汗而喘、脉浮紧等。方中麻黄发汗解表散寒，宣肺降气平喘；桂枝解肌祛风，助麻黄发汗解表；杏仁降肺气，助麻黄平喘之力；炙甘草调和诸药。四药合用，共奏辛温发汗、宣肺平喘之功。

桂枝麻黄各半汤治疗病久邪郁，正气欲抗邪外出而不得汗解，阳气怫郁在表，不能发泄所致之表郁轻证。症见发热、恶寒间断出现，日发两三次，面赤、身痒等。该方由桂枝汤三分之一量与麻黄汤三分之一量合煎而成。因表郁不解，病不得汗出，非桂枝汤所能胜任。但病邪轻微，又不宜麻黄汤峻汗。故将二方大剂小用，合为一方，使解表发汗而不伤正，调和营卫而不留邪。从此方的配伍及剂量来看，其虽具发汗之力，但较麻黄汤明显减弱。

桂枝二麻黄一汤治疗太阳病服桂枝汤后仍邪郁不解之证，但病情较桂麻各半汤证轻。症见发热恶寒阵发，一日发两次。该方由桂枝汤与麻黄汤 2：1 的用量相合而成，且与桂麻各半汤比，桂枝汤量略增，麻黄汤量又减。故其发汗力更小，目的在于微发其汗，使祛邪而不伤正。

甘草麻黄汤治疗水气滞留皮中而无郁热的皮水表实证，症见皮肤浮肿、按之没指，无汗而小便不利等。本方由甘草、麻黄二味组成。因水停皮中，肺气不宣，故方以麻黄发汗宣肺利水，甘草和中补脾。本病之表实是水停肌表而无汗，临床表现一般无恶寒、发热和喘气等症，故治疗无须用麻黄汤辛温发汗解表，只用麻黄为主（四两），辅以甘草（二两），发汗宣肺利水。

《千金翼方》麻黄醇酒汤治疗外感风寒，湿热在表的黄疸，症见发热无汗、身黄脉浮等。本方由麻黄、清酒组成，麻黄走表发汗，辅以清酒助其辛温出汗，使黄疸从汗而解。

二、治表实证及其兼证

麻黄加术汤治疗风寒表实兼湿伤肌表之证，症见恶寒、发热、无汗、身体烦疼而沉重等。该方由麻黄汤加白术而成。病因寒湿在表，当从汗而解，但不可大汗，以防风寒去而湿仍存，应使阳气缓缓蒸发于内，风寒湿邪微汗而解。故方用麻黄汤发汗解表散寒，加白术以行表里之湿，且白术益气固表之力，可防麻黄汤发汗而不致过汗。诸药合用，共奏解表散寒、祛风除湿之效。

麻黄杏仁薏苡甘草汤治疗风湿在表而属表实兼湿邪化热化燥者，症见一身尽疼，且痛呈游走性，发热、日晡增剧等。该方由麻黄、杏仁、薏苡仁、甘草四味组成，即麻黄汤中桂枝易薏苡仁。因表实较麻黄加术汤证轻，故无须麻、桂同用，而将麻黄与甘淡微寒之薏苡仁同用。方中麻黄、甘草微发其汗，杏仁、薏苡仁利气祛湿，诸药共奏解表祛湿、轻清宣化之功。

大青龙汤治疗风寒束表，里兼郁热之证，症见发热、恶寒、身疼、无汗而烦躁、脉浮紧等。本方由麻黄汤加石膏、生姜、大枣而成。麻黄汤重用麻黄加生姜，辛温发汗，以解表寒；石膏兼清在里之郁热而除烦躁；大枣和中，以资汗源。诸药合用，共奏发汗解表、兼清里热之功。

小青龙汤治疗伤寒表实兼里有寒饮之证，症见恶寒、发热、无汗、身疼痛、浮肿、胸痞、干呕、喘咳等。本方由麻黄汤去杏仁加干姜、细辛、白芍、五味子、半夏而成。方中麻黄发汗、平喘、利水，配桂枝通阳解表散寒；且桂枝与白芍相配，调和营卫；干姜、细辛温化里饮；五味子敛肺止咳；半夏降逆化痰；炙甘草和中，调和诸药。诸药合用，解表化饮，表里同治。

小青龙加石膏汤治疗风寒表实兼内有水饮，饮郁化热之咳喘，症见咳嗽、喘逆、烦躁、发热、恶寒、无汗等。因外有风寒客表，内有水饮停肺，故用小青龙汤解表散寒，温肺化饮；饮郁化热而烦躁不安，故加石膏清热除烦，且石膏与麻黄相协，又具发越水气之功，以增化水除饮之力。

射干麻黄汤治疗寒饮郁肺、肺失宣降所致的哮喘，症见咳重胸闷、痰多清稀、喉中有水鸣声、喘不得卧或恶寒无汗等。本方由麻黄与射干、生姜、细辛、紫菀、冬花、五味子、半夏、大枣组成。方中麻黄宣肺平喘，配生姜、细辛散寒化饮；射干消痰利咽；冬花、紫菀、半夏降逆化痰；五味子敛肺止咳；大枣和中。本方治表实里饮，但里饮为甚。其与小青龙汤所治均为表实里饮，然彼证表寒重，故以麻黄配桂枝发汗解表；此证表寒轻，故以麻黄配生姜宣肺散寒。彼证里寒较甚，故以细辛伍干姜温肺散寒；此证里寒相对较轻，而痰饮阻肺较甚，咳喘痰鸣突出，故以细辛配射干、冬花、紫菀、半夏降气消痰。

麻黄细辛附子汤治疗少阴虚寒兼表实之证，症见发热、恶寒、无汗、脉沉等。本方由麻黄、细辛与附子三味组成。方中细辛、附子温经复阳为主，麻黄发汗解表为次，共成温经解表之剂。此证虽有表实，但不可峻汗，因其少阴阳虚，过汗反伤其阳。故不以麻、桂相伍而仅用麻黄发表，且与温阳散寒之品同用，使解表而不伤阳气。

麻黄附子甘草汤治疗少阴虚寒兼表实之证，其临床表现与麻黄细辛附子汤相似。因病势较缓，故不用麻黄细辛附子汤，而用麻黄附子甘草汤。本方由麻黄、甘草与附子三味组成。方中附子温经复阳，麻黄、炙甘草微汗解表。此方与麻黄细辛附子汤相比，虽症候类似，但病变有别。此证病势缓，表寒轻，故将麻黄与甘草相配，以微发其汗；里虽虚而寒不甚，故不将附子与细辛同用，而仅用附子温复少阴之阳。

麻黄附子汤治疗正水而表有水气者，症见水肿、腹满、小便不利、无汗而喘、脉沉细等。本方由麻黄、甘草、附子组成。方中附子温经复阳，化气利水；麻黄、甘草微汗发表，宣肺散水。诸药合用，扶正祛邪，表里兼顾，发汗而不伤阳气。该方与麻黄附子甘草汤相比，虽药物组成相同，但麻黄用量有别，前者三两，后者二两，说明麻黄附子汤中麻黄、甘草相伍，虽能微汗发表，但重用麻黄，其意不仅在于解表，而在宣肺以散水气，因本证非但表实无汗，而且水滞肌表，浮肿较甚。

麻黄连翘赤小豆汤治疗湿热发黄兼表实之证，症见全身发黄、发热、恶寒、无汗、身痒、小便不利等。该方由麻黄汤去桂枝，加连翘、赤小豆、生姜、大枣、生梓白皮而成。方中麻黄、杏仁、生姜辛温宣发，解表散邪；连翘、赤小豆、生梓白皮苦寒清热，利湿退黄；甘草、大枣和中。诸药合用，共成表里双解之剂。本证属表实，理应以麻黄汤发表，但虑其里有瘀热，故去桂枝，以防助其热邪也。

三、治太阳邪郁兼里热轻证

桂枝二越婢一汤治疗太阳邪郁不得汗解兼里有轻度郁热之证。症见发热、恶寒、热多寒少、口渴、心烦等。本方由桂枝汤与越婢汤（麻黄、石膏、生姜、大枣、炙甘草）2：1的用量组成。本证虽表里同病，但表里俱轻，故方用桂枝汤外散表邪，越婢汤发越郁热，共为表里双解之轻剂。

四、治邪热壅肺证

麻黄杏仁甘草石膏汤治疗表邪已解，热壅迫肺之喘证，症见发热、汗出而喘等。本方即麻黄汤桂枝易石膏。此喘伴汗出，而不恶寒，说明无表寒，故不用桂枝加厚朴杏子汤；汗出而喘，并非"汗出而渴"，故不用白虎汤。方用麻黄配石膏，清宣肺中郁热而平喘；杏仁宣降肺气，协麻黄以治喘；甘草和中缓急，调和诸药。

五、治水饮挟热证

越婢汤治疗风水相搏、内有郁热之水气病，症见一身悉肿、恶风、发热、汗出而渴、脉浮等。本方由麻黄、石膏、生姜、大枣、甘草组成。方中麻黄配生姜发汗散水；重用石膏之辛凉，清宣肺胃之郁热；甘草、大枣和中益气，使邪去而不伤正。

越婢加术汤治疗脾肺功能失常，水湿内停，郁而化热之皮水，症见一身悉肿、面目肿大、口渴、小便不利、脉沉等。本方由越婢汤加白术而成。本证虽无恶风、发热之表证，但病势趋于表，水湿主要停滞于肌表、皮肤，故治疗仍用越婢汤发汗散水，兼清肺胃之郁热。该方既治风水，又治皮水，此异病同治也。因水湿过盛，故加白术健脾除湿。麻黄与白术配伍，既能行表里之湿，又可防麻黄发散太过。

越婢加半夏汤治疗外感风热，水饮内作，饮热迫肺所致的肺胀病。症见咳嗽上气、咳急甚至目睛胀突、脉浮大有力等。方中麻黄配石膏，且石膏量大于麻黄，以监制麻黄辛温之性而共为辛凉宣泄水气、兼清里热之用；生姜、半夏散水降逆；甘草、大枣安中调和诸药。诸药共奏宣肺泄热、发越水气、降逆平喘之功。以上三方均以越婢汤为中心发越水气，兼清郁热。若水湿太盛，则加白术健脾燥湿，以加强祛除水湿之功；饮热迫肺，气逆喘急，则加半夏化饮降逆而平喘。越婢汤与麻杏甘石汤均将麻黄与石膏配伍，且石膏量大于麻黄，共成辛凉清热之用。然麻黄与石膏用量之比，二者明显不同。前者为六两/半斤，后者为四两/半斤。因前者主治病证病邪偏重于表，故麻黄用量较大；后者为邪热在里而无表证，故麻黄用量较小，且石膏量较多，其意重在清宣肺热，而不在发汗解表。可见，药味配伍相同，而药物剂量有别，则功效迥异。

厚朴麻黄汤治疗寒饮挟热、上迫肺系之咳喘，其证为邪盛于上而近于表，临床表现有咳嗽喘逆、胸满烦躁、咽喉不利、痰声辘辘、但头汗出、倚息不得卧、脉浮苔滑等。本方由厚朴、麻黄、石膏、杏仁、半夏、干姜、细辛、小麦、五味子组成。方中厚朴、麻黄、杏仁宣肺利气降逆；细辛、干姜、半夏温肺化饮止咳；石膏清热除烦；小麦安中养正；五味子收敛肺气。诸药合用，共奏散饮降逆清热、止咳化痰平喘之功。本方即小青龙汤加石膏汤之变方，以厚朴、杏仁、小麦易桂枝、芍药、甘草。因本证不一定有表证，或表寒较轻，故于小青龙汤中去桂枝；本证饮邪滞肺，胸满突出，故去芍药、甘草，以免其酸甘之性有碍饮邪胸满，加厚朴、杏仁助麻黄宣利肺气而降逆；加小麦之意，一则养正安中，一则助石膏以清热除烦。本方与小青龙汤加石膏汤均治寒饮郁热之咳喘，但前者病机无表寒，或表寒较轻，里饮郁热迫肺之势较甚；后者表寒较重，里饮郁热而不甚，方药配伍随机应变。

六、其他

《古今录验》续命汤治疗气血不足，外风侵入人体所致"中风痱（痱者，废也——《金匮要略心典》），身体不能自收持，口不能言，冒昧不知痛处，或拘急不得转侧。"本方由麻黄汤加石膏、当归、人参、干姜、芎䓖组成。方中人参、甘草补中益气；当归、芎䓖养血调营；麻黄、桂枝疏风散邪；石膏、杏仁清热宣肺；干姜和胃温中。诸药合用，共奏扶正祛邪之功，使气血渐旺，风邪外出，则风痱自愈。

《千金翼方》三黄汤治疗卫气不足、风邪外中、郁而化热所致"中风手足拘急，百节疼痛，烦热心乱，恶寒，终日不欲饮食"。该方由麻黄与独活、细辛、黄芪、黄芩组成。方中麻黄、羌活、细辛解表疏风，黄芩清热降火，黄芪补气固表。诸药共奏固卫祛风、解表清热之效。

麻黄升麻汤治疗上热下寒（肺热脾寒），正虚阳郁之证。症见寸脉沉迟，尺脉及趺阳、太溪脉不至，手足厥冷，喉咽不利，唾脓血，泄利不止等。本方由麻黄、升麻、当归、知母、黄芩、葳蕤、芍药、天冬、桂枝、茯苓、甘草、石膏、白术、干姜组成。方中麻黄、升麻发越郁阳；当归温润养血，以助汗源，且防发越之弊；知母、黄芩、葳蕤、天冬、石膏、芍药、甘草清肺滋阴；白术、干姜、茯苓、桂枝温阳理脾。诸药合用，共奏发越郁阳、清上温下之功。本证寒热错杂，虚实湿淆，非小剂所能兼顾，故方中药味较多。从用药量来看，因麻黄、升麻、当归为主药，故用量特重；他药为辅药，故用量极小。可见，药味虽多而不杂乱，主次分明，重点突出。

第三节 ✿ 葛根剂配伍

一、治太阳病本证兼太阳经气不舒证

此类方剂包括桂枝加葛根汤和葛根汤。桂枝加葛根汤治疗太阳中风兼太阳经气不舒证，症见汗出、恶风、项背强几几等。本方即桂枝汤加葛根。桂枝汤郁肌祛风，调和营卫；葛根生津舒筋，以解项背强几几，并助桂枝汤解表。葛根汤治疗太阳伤寒兼太阳经气不舒证，症见无汗、恶风和项背强几几等。本方由桂枝汤加麻黄、葛根组成。桂枝汤加麻黄辛温发汗，解表祛邪；葛根生津舒筋，以除项背强几几，

并助麻、桂解表。以上二方均以葛根生津舒筋，治疗项背强几几，但前者用于中风表虚证，后者用于伤寒表实证。伤寒表实，何以不用麻黄汤？因"项背强几几"本属太阳经脉失于津液之濡养，而麻黄汤发汗峻猛，过汗更伤津液，故不用麻黄汤而用桂枝汤加麻黄，使发汗而不致过汗伤津。

二、治表里同病

此类方剂包括上述葛根汤、葛根加半夏汤、葛根芩连汤三方。葛根汤除治疗上述病证外，还治疗太阳阳明合病而见下利等症，此属表里同病，故当表里兼治。因葛根既能解表，又能止利，故仍用葛根汤发汗解表，兼以止剂。葛根加半夏汤治疗太阳阳明合病，外感风寒为主兼表邪入里犯胃，胃气上逆之证，症见恶寒、发热、无汗、身疼、呕逆等。方中葛根汤解表舒筋，兼用半夏和胃降逆止呕。葛根芩连汤治疗表证误下后，里热挟表邪下利。其证除表未尽解外，见下利不止、喘而汗出等症。方中葛根既可解肌表之邪，又能生津液而治下利；黄芩、黄连苦寒清热，厚胃肠而治利；甘草和中缓急，调和诸药。四药配伍，解表清里，表里同治。以上三方均用葛根，同治表里兼病，但前二者以治表证为主，其症无汗，故以桂枝汤加麻黄发汗解表；后者以治里证为主，其症汗出，故用黄芩、黄连以清里热。

第四节 桂枝附子剂配伍

一、治风湿在表兼阳虚证

桂枝附子汤治疗风湿阳虚且风重于湿所致的身体疼烦、不能自转侧、不呕不渴、脉浮虚而涩等症。重用桂枝祛风，附子温经助阳，甘草、生姜、大枣调和营卫。五药合用，组成温经助阳、祛风化湿治法。

桂枝去桂加白术汤，又名白术附子汤。治疗风湿表阳虚证服桂枝附子汤后，风邪虽去，湿留肌表，故身体尚疼，转侧未便。说明风湿在表，湿重于风，故上方去祛风之桂枝，改用白术以除湿。白术伍附子，逐皮间湿邪，温经复阳；余药调和营卫。五药合用，组成祛湿温经治法。

二、治风湿侵袭表里俱虚证

甘草附子汤治疗风湿表里阳气俱虚所致的骨节疼烦掣痛，不得屈伸，近之则痛剧，汗出短气、小便不利、恶风不欲去衣或身微肿等症。方中桂枝、附子相合以祛风，白术、附子相伍以除湿，兼走表里，扶正达邪。以甘草名方，意在缓急扶脾。四药合用，组成祛风除湿、扶正缓急治法。

上述桂枝附子汤、白术附子汤、甘草附子汤，同治风湿相搏的阳虚证。故皆用附子以温经助阳。但又各有特性：桂枝附子汤证是风湿在表，风重于湿，故无白术，用桂枝以祛风；白术附子汤证是风湿在表，湿重于风，故无桂枝，用白术以除湿；甘草附子汤证是风湿两盛，且为表里阳气皆虚，故桂枝、白术并用，并君以甘草之甘缓以顾里。由此可见，治疗外湿固应发汗，但在发汗时必须助阳益气，并适可而止。

三、治风寒湿热兼夹证

桂枝芍药知母汤治疗风湿历节且化热伤阴所致的肢节疼痛、身体尪羸、脚肿如脱、头眩短气、温温欲吐等症。方中桂枝配附子，通阳宣痹、温经散寒；桂枝配麻黄、防风，祛风而温散表湿；白术配附子，助阳除湿；知母、芍药益阴清热；生姜、甘草和胃调中。九药合用组成祛风除湿、温经散寒、滋阴清热治法。

第五节 ❀ 五苓剂配伍

一、治水湿内停，或兼表证

五苓散治疗外感表证，内停水湿所致的头痛发热、小便不利、烦渴欲饮或水入即吐、苔白脉浮等症，以及水湿内停所致水肿、泄泻、小便不利、霍乱吐泻等症，还有痰饮所致脐下动悸，吐涎沫而头眩，或短气而咳者等症。用猪苓、茯苓、泽泻利水，白术崇土制水，桂枝温阳化气以行水。诸药配伍，为阳虚、三焦气化不利而设专剂。

二、治湿热黄疸证

茵陈五苓散治疗湿重于热所致的黄疸病：身目俱黄、恶寒发热、食欲减退、恶心、纳呆、便溏、少腹满、小便不利、头痛、不渴、苔腻脉浮。其中五苓散通阳制水，渗利小便，加茵陈苦寒清热，活血利湿退黄。

三、治阴虚水热互结证

猪苓汤治疗水热互结伤阴所致的小便不利，或小便黄热或见尿血，渴欲饮水，或心烦不寐，或兼有咳嗽，呕恶下利，少腹满痛，发热，舌质红苔少乏津，脉浮数或细数等症。故于五苓散中减桂枝、白术，加阿胶滋养阴液、滑石泄热利水。不同于五苓散外邪初入与水结，阴未伤。

四、治水停呕渴证

猪苓散治疗停饮所致呕吐、口渴喜饮、小便不利等症。该方由五苓散去泽泻、桂枝而成，重在健脾利水以止呕。

茯苓泽泻汤治疗饮阻气逆所致的反复呕吐、渴欲饮水，兼有头眩、心下悸等症。由五苓散去猪苓、白术加生姜以加强降逆和胃之功，加甘草以健脾补中，培土制水。该方重点在于胃有停饮，中阳不运，故以呕渴不已为主症，故重用茯苓配生姜、甘草以温胃化饮止呕；不同于五苓散的地方在于膀胱气化不行，故以小便不利为主症，故重用泽泻，配以二苓、桂枝以通利小便。

五、治水泛眩悸证

泽泻汤治疗饮停心下，心阳被遏，脾胃阳气升降受阻，清阳不能上走于头目，浊阴不能下行为小便所致头目沉重、眩晕、双目紧闭、不欲视物，动则呕吐清水，或头痛、鼻塞、耳鸣、面色黧黑、大便素溏、多寐、舌体胖大宽厚、苔白腻、脉沉滑等症。该方由五苓散去茯苓、猪苓、桂枝而成，以奏补脾制水、利水除饮之功。

苓桂术甘汤治疗中阳不足、饮停心下所致的胸胁支满、目眩心悸或短气而咳、舌苔白滑、脉弦滑或心下逆满、气上冲胸、咽喉不利、起则头眩、身振振摇、小便不利、呕恶咳喘甚至咳而遗尿、舌淡嫩苔白润甚则水滑、脉弦等症。由五苓散去猪苓、泽泻加甘草以调和诸药，使该方温而不热、利而不峻，为治痰饮之和剂。

茯苓甘草汤治疗胃阳素虚、水停胃脘所致的手足厥冷、心下悸、口不渴等症。由五苓散去猪苓、泽泻、白术加生姜以宣散水气，加炙甘草补虚和中，兼调诸药，合为温中化饮、通阳利水之剂。该方与五苓散虽均治水饮内停证，但该方以茯苓、生姜为主以和胃化水，而五苓散以茯苓、白术为主以健脾利水，二者有别。

苓桂甘枣汤治疗下焦素有水饮内停，气化不利，加之发汗伤及心阳，上虚不能制下，水饮内动，以致患者自觉脐下筑筑而动，有欲作奔豚之势。因是汗后阳虚，水停内动，所以重用茯苓。由五苓散去猪苓、泽泻、白术，加甘草、大枣以培土制水，制其上逆之水饮。

苓桂术甘汤与茯苓甘草汤、苓桂甘枣汤三方仅一味药之差，所治之证有所不同。苓、桂、甘为三方所共有，有通阳化气行水的作用，均治水饮内停证。但苓桂术甘汤选用白术，重在健脾，以治脾虚而水停于脾证；茯苓甘草汤选用生姜，长于温胃散水，以治胃虚而水停于胃证；苓桂甘枣汤选用大枣，意在缓其冲逆，以治心阳虚而水停于下焦的欲作奔豚证。

第六节 🍃 抵当剂配伍

抵当剂大致可分为三类：一是治疗血蓄下焦的桃核承气汤、抵当汤和抵当丸；二是治疗瘀血内结、虚中夹实的大黄䗪虫丸；三是治疗产后瘀血内结的下瘀血汤。前者以桃核承气汤为代表，后二者则各有所主。而三类之中，桃核承气汤、抵当汤、抵当丸、下瘀血汤均用有大黄、水蛭、虻虫；上列各方都用大黄。其主治证候、病机等皆各有所不同，但活血化瘀为主的治法则一样。

一、治瘀热互结的蓄血证

桃核承气汤治疗邪热循经入里，深入下焦与体内瘀血互相搏结所致的少腹急结、神志如狂、小便自利或下瘀块的蓄血轻证。方取调胃承气汤润燥软坚，荡涤肠胃，泻热去实；加桂枝温经通脉，散下焦蓄血；加桃仁破蓄血，治瘀血血闭。合而用之，泻实热，化瘀凝，不但能驱散少腹（下焦）的蓄血，还能诱导地消除充血和郁血。抵当汤则治疗"太阳随经、瘀热在里"、血蓄下焦所致的少腹硬满甚或疼痛，如狂发狂或喜忘、小便自利的蓄血重证。其较桃核承气汤所主，邪深瘀重，蓄血久积，故以虫药为之向导，用水蛭、虻虫攻坚而破瘀，佐桃仁之甘苦而推陈致新，大黄之苦寒荡涤邪热兼破无情之血结。名之曰抵当者，直抵其当攻之处也。抵当丸治疗邪热与瘀血结于下焦病虽重而势较缓，症见少腹硬满、小便反利，或兼表证者。其与抵当汤药味完全相同，功用亦同。前贤认为汤的药力峻，而丸的药力缓，重症可用汤，轻症可用丸。其实汤是去滓服，丸是连渣服，服丸一周时能下血，可见丸剂的作用亦未必逊于汤剂。学者思之。以上三方，皆用大黄、桃仁，以去实热而逐瘀血。然桃核承气汤所主为蓄血轻证，故方以桃仁为主治血化瘀；桂枝辛温，通经活血，以助桃仁；大黄苦寒，荡实除热，亦助桃仁；芒硝咸寒，软坚去实；炙甘草调和诸药，且防伤正。抵当汤所主则为蓄血重证，故以虫类药水蛭、虻虫直入血络，破血逐瘀；伍桃仁活血化瘀；大黄泻热导瘀，是攻逐瘀血之峻剂。抵当丸与抵当汤药物相同，但方中水蛭、虻虫的剂量减少三分之一，桃仁减少五分之一。且改汤作丸，有取峻药缓攻之义。

二、治正虚血瘀证

大黄䗪虫丸是治疗干血劳病之专方。干血劳病多由七情或饮食、房劳所伤，正气虚衰，血脉凝积，致干血内积，临床以羸瘦、腹满、不能饮食、肌肤甲错、两目黯黑为典型证候特征。故治疗特点在于"缓中补虚"，扶正祛瘀。方取大黄荡下逐瘀为君；䗪虫破血通络，力专而缓，合大黄则更能引药直达下焦逐干血为臣；桃仁、干漆、水蛭、虻虫、蛴螬等消症散瘕，合大黄、䗪虫更能增强祛瘀通痹之力；地黄、甘草、芍药滋阴补肾，养血濡脉，和中缓急；伍以黄芩、杏仁清宣肺气而解郁热。用酒送服，以行药势，共为佐使。合奏扶正祛瘀、通经消症之功。由于其用药破血逐瘀性情较猛，故一般多作丸剂，用时以小量为宜，以取"峻药缓攻"之义。大黄䗪虫丸用有水蛭、虻虫、大黄、桃仁，是药味与抵当汤（丸）同，但抵当汤（丸）证在于血蓄下焦，纯实无虚，则直以水蛭、虻虫、大黄、桃仁破血逐瘀，荡涤实热；大黄䗪虫丸为劳证日久，正气大伤，干血蓄积，是以临床用药，既用水蛭、虻虫、大黄、桃仁，并加䗪虫、干漆、蛴螬等破坚通络，祛瘀行痹，消症化积，又用生地、芍药、甘草、杏仁、黄芩等补肝滋肾、和脾润燥。

三、治产后血瘀经水不利证

下瘀血汤治疗产后瘀血蓄积脐下而致少腹疼痛拒按或经水不利之证。方用桃仁、䗪虫破血行瘀；大黄引血下行，则瘀去痛止。其用蜜和丸，缓其药性而不使骤发，更以酒煎则取其辛温助阳引入血分，合奏破血散积、下瘀通络之效。本方与大黄䗪虫丸相比，主药同用大黄、䗪虫，并有桃仁。但大黄䗪虫丸主治五劳七伤，干血内积见羸瘦、腹满、不能饮食、肌肤甲错、两目黯黑者，故用大黄、䗪虫、水蛭、虻虫等蠕动吸血之物，攻逐干血；以芍药、生地养血敛阴，使之不致伐之太过；黄芩、杏仁、甘草润肺清热、缓中补虚。而下瘀血汤主治产后腹中有干血蓄于脐下，腹部疼痛，经水不利，服枳实芍药散不效者，则取䗪虫软坚攻破为君，大黄下瘀，桃仁活血，三味相伍，则功专效宏。

第七节 🔅 陷胸剂配伍

陷胸剂大致分为两大类：一是治疗热实结胸的大陷胸汤、大陷胸丸、小陷胸汤及治疗悬饮癖结的十枣汤；二是治疗寒实结胸的三物白散及秽邪壅塞肠胃的走马汤。前者以大陷胸汤为中心；后者以三物白散为代表。

一、治水（痰）热结胸证

大陷胸汤治疗水热互结、胸胁心下、气机阻滞所致的心下或胸膈硬满疼痛拒按，甚者从心下至小腹硬满而痛，手不可近，心烦懊侬，短气躁烦，日晡所小有潮热，大便不通，舌上燥而渴，脉沉紧等症。用甘遂苦寒，泻水逐饮，直达病所，本品为攻下胸腹积水峻药；大黄苦寒，荡涤实邪，推陈致新；芒硝咸寒，软坚散结。三药合用，共奏泻热逐水破结之功。此病证重势急，用药峻猛，故方后云"得快利，止后服"是恐其过剂，伤人正气，用时小心为宜。大陷胸丸主治水热互结之结胸证，但病位偏高，且津液凝聚，不能濡润经脉，出现胸膈心下硬满疼痛，并伴见项强如柔痉状者，用大黄、芒硝、甘遂泻热逐水破结，另加葶苈子、杏仁泻肺导滞，以驱在上之水结。本方虽为峻下逐水之剂，但变汤作丸，又制小其服，并用白蜜同煎，实变峻泻为缓攻之意，正符合"补上治上，制宜缓"之原则。小陷胸汤主治痰热互结心下的小结胸证，虽曰结胸，然较大结胸证轻热浅，病位局限，其证仅见"正在心下，按之则痛，脉浮滑"。小陷胸汤用黄连苦寒，清心下邪热；半夏辛温，涤痰化饮；栝楼实甘寒，清热涤痰开结而兼润下。本方与大陷胸汤虽都用三味药以组方，然黄连清热较大黄泻热破结力缓；半夏化痰较甘遂峻泻水饮力弱；栝楼涤痰滑肠较芒硝破结软坚泻下力轻，故二方功能有大小缓急之分，不可等同视之。十枣汤治疗水饮癖结胸胁所致的心下痞硬满、引胁下痛、干呕短气、汗出发作有时，头痛、不恶寒、下利、苔白、脉沉弦等症。用辛苦气寒之甘遂、芫花、大戟三味，相须相济，峻逐水饮，一举而平水患；毒药攻邪，必伤正气，故选肥大枣为君煎汤调服，顾护胃气，预培脾土之虚，而制水气之横。仲景利水之剂，种种不同，唯此方最猛，故用量尤当慎重，中病即止，服药后得畅利，糜粥自养不可小视。本方与陷胸汤类比较，此方逐水之力更宏，而彼方泻热之力见长。

二、治寒水结胸证

三物白散主治水寒内结，津液不布，气机不利所致的胸胁或心下硬满疼痛、大便不通、喘咳气逆、短气、畏寒喜暖等寒实结胸证。用巴豆大辛大热之品，散寒逐水，泻下冷积为君，佐贝母解郁散结去痰，使桔梗开提肺气载药上行，搜逐胸胁之邪。三药同用，共奏温寒逐水、涤痰破结之效。此外，巴豆不仅有剧烈的攻下作用，而且还有较强的催吐功能。若病在膈上，寒实邪气，可因其高而吐之；若病在膈下，寒实之邪可随其势而泻之。由于吐泻之剂极易损伤胃气，故用白饮和服以顾护胃气。不仅如此，还应配合服用热粥或冷粥以调节药物的泻下作用，并借水谷之养以保胃存津之效。走马汤治疗秽寒邪气壅塞肠胃，正气抑伏所致突然心痛、腹胀、大便不通之中恶证。用大辛大热峻烈之巴豆，攻坚破结，开通闭塞；佐苦温之杏仁，利肺与大肠之气机，使毒从下泻。二药合用，共奏温通泻下、开肺利气之功。走马者，以其泻下之力迅猛，有如走马之势，故得名。

第八节 ❀ 泻心剂配伍

泻心剂大致可分为两类：一是治疗寒热错杂于中致痞的半夏（生姜、甘草）泻心汤及其衍生化裁而用于治疗上热下寒证的黄连汤和干姜黄芩黄连人参汤；二是治疗热痞的大黄黄连泻心汤和附子泻心汤。前者以半夏泻心汤为中心；后者以大黄黄连泻心汤为主干。

一、治寒热错杂证

半夏泻心汤治疗脾胃不和、寒热错杂、升降失常所致的心下痞、呕吐、下利、肠鸣等症。用半夏、干姜辛温散寒，降逆和胃；黄芩、黄连苦寒泄热消痞。四药组成辛开苦降之法，更加人参、甘草、大枣甘温补益脾胃，助其健运，合而形成辛开苦降、甘温益气之复合法。该方寒温并投，消补兼施，共奏和中降逆消痞之功。生姜泻心汤治疗脾胃不和较甚、寒热错杂，升降失常，又兼水饮食滞所致心下痞硬、干噫食臭、腹中雷鸣、下利等症，故用半夏泻心汤减干姜用量，另加生姜而成方。重用生姜，取其宣散水气、和胃降逆而止呕之功，更与半夏相配，以增强和胃降逆化饮之功。芩、连与姜、夏相伍，仍属辛开苦降、寒温并调之法，更佐以人参、甘草、大枣补益脾胃，共奏和胃降逆、宣散水气之效。甘草泻心汤则治疗中虚最甚、脾胃不和、寒热错杂、升降失常所致痞、利俱甚，腹中雷鸣，谷不化，干呕，心烦不得安等症。方即半夏泻心汤重用炙甘草而成。重用炙甘草调中补虚亦是针对本方证脾胃虚弱最甚而设，余义与半夏泻心汤相同，仍属辛开苦降、甘温益气的复合法。但因重用炙甘草而成和胃补中，消痞止利之方。黄连汤治疗上热下寒所致的呕吐、腹痛证。方乃半夏泻心汤去黄芩加桂枝而成。重用黄连清邪热于上；干姜以温在下之寒。配半夏降逆止呕，桂枝通阳散寒，佐以人参、甘草、大枣益胃和中，合为辛开苦降、调和脾胃、恢复中焦升降之剂。是方与半夏泻心汤方仅一味药之异，而主治病证迥然有别。半夏泻心汤证为寒热错杂于中，以心下痞、呕吐、下利、肠鸣为主症，故芩、连、姜、夏并用，以解寒热互结之势。黄连汤证寒热上下相阻，以呕吐、腹痛为特征，故去黄芩加桂枝，则取其宣通上下阴阳之气之功。干姜黄芩黄连人参汤亦治上热与下寒相格拒之症，但以呕吐（甚或进食即吐）、下利为特点，方为半夏泻心汤去半夏、甘草、大枣而成。重用黄芩、黄连以清上热；配干姜以祛下寒；佐人参补中益气，共奏清上温下、辛开苦降、调和脾胃之功。是方与黄连汤均可治疗上热下寒证，但本方治以呕吐为主而兼下利，是上热偏重的阴阳格拒证，故芩连并用，不用半夏的辛燥、重在苦以降气，辅以干姜、人参温补以治下寒，不用甘草、大枣，亦恐甘壅之品不利于降逆止呕之故。黄连汤治疗腹痛、呕吐为主，病变以下寒偏重，故干姜、桂枝、半夏同用，重在散寒止痛、降逆止呕，辅以人参、甘草、大枣健中，仅用黄连一味以清上热。

二、治热结中焦证

大黄黄连泻心汤治疗邪热壅聚心下，气机阻滞所致的心下痞、按之濡、关脉浮等热痞证，《金匮要略·惊悸吐衄下血胸满瘀血病脉证治》亦治胃热浮盛所致吐血、衄血。方中大黄、黄连、黄芩三味苦寒药同用，集中兵力，泻热消痞，且采用开水泡服的方法，是取其气之轻扬，不欲其味之重浊，从而有利于清上部无形之邪热。邪热得除，则痞气自消。其治疗血证则是取其降火即是降气，降气则能降血而止血之理。附子泻心汤治疗邪热壅聚心下而兼表阳虚者，其证多在热痞的基础上而兼恶寒、汗出。方即大黄黄连泻心汤加熟附子而成。三黄仍用开水浸泡，义同上述；另煮附子取汁，和合与服，则寒热异其气，生熟异其性，药虽同行，而功则各奏泄热消痞和扶阳固表之效。

第九节 ❀ 白虎剂配伍

白虎剂大致可分为两类：一是用来治疗阳明胃热津伤而致身热、汗出、口渴、脉大诸症的白虎汤，以及其衍生化裁而用于治疗热燥阳明、津气两伤而兼表阳虚证的白虎加人参汤和兼风邪袭表、留着关节证的白虎加桂枝汤；二是用来治疗热病后期，肺胃余热未清，气阴不足，痰阻气逆证的竹叶石膏汤。前者以白虎汤为中心，后者以竹叶石膏汤为主干。

一、治热邪亢盛证

白虎汤治疗胃燥津伤而致的身大热、汗大出、口大渴、脉洪大等症。用石膏大辛大寒之品直清阳明独胜之热；知母咸寒，上清肺火，中退胃热，下滋肾燥，协石膏清阳明胃热由三焦而解；甘草配粳米甘淡扶脾和胃，益气生津，以除燥热，合而形成辛寒清热、甘淡益气生津之复合法。该方辛寒甘淡并投，清养兼施，共奏和中滋养、润燥清热之功。白虎加人参汤治疗热燥阳明、津气两伤而致的身热、汗自出、口渴甚、脉洪大，兼见时时恶风、背微恶寒等症。方中白虎汤辛寒，直清阳明胃热，加人参甘温补中，益气生津。该方仍属辛寒清热、甘温益气生津之法。诸药合用，寒凉甘温并投，清补兼施，共奏清热益气生津之效。白虎加桂枝汤治疗阳明热盛，风寒客于肌表而致的身热、汗自出、口渴、微恶寒、骨节疼烦、脉浮数等症。方中白虎汤辛寒清热，热退津复，烦渴必自止；加桂枝辛温，通营卫解肌表，风去则骨节疼烦、恶寒必自止。该方辛寒辛温并投，清温兼施，共奏辛寒清热，兼以辛温解肌通阳达表之功。

二、治热病后余热未清，气阴不足证

竹叶石膏汤治疗热病后期，肺胃余热未清，气阴不足，痰阻气逆所致的虚羸少气、气逆欲吐、汗出、身热烦渴不止、舌红少苔、脉细数等症。用竹叶、石膏辛寒清肺胃之热，热退身必凉，汗出必自止；麦冬、粳米甘凉益胃，胃和津必复，口渴必自除；人参、甘草甘温益气生津，扶正祛邪；半夏苦温降逆止呕，且能制石膏寒凉之弊，合而形成辛寒清热、甘凉益胃、苦温降逆之复合法。该方寒温并用，清补兼施。共奏养阴清热、益气和胃之功。

第十节 🌸 承气剂配伍

承气剂大致可分为四种类别：一是治疗阳明腑实燥结证的大承气汤、小承气汤、厚朴三物汤、麻子仁丸、厚朴七物汤、调胃承气汤、大黄甘草汤；二是治疗湿热发黄证的栀子大黄汤、大黄硝石汤；三是治疗热水互结血室的大黄甘遂汤；四是治疗肠痈证的大黄牡丹汤。因上述方剂都用大黄，并具有承顺胃气、泻热逐实之特点，故皆列为承气剂讨论。

一、治热结腑实证

大承气汤治疗阳明腑实重证，痞满燥实俱盛所致的发热汗多，日晡所发潮热，手足濈然汗出，心烦甚则谵语，喘冒不得卧，目中不了了，睛不和，循衣摸床，惕而不安，腹满硬痛或绕脐痛、拒按，大便不通或热结旁流，舌质红苔老黄焦燥起刺，脉沉实有力；或阳明邪热内闭、化燥成实所致四肢挛急、角弓反张、口噤、齘齿之痉病。用大黄苦寒，泻热去实，推陈致新；芒硝咸寒，软坚润燥，通利大便；枳实辛、微寒，破气消痞；厚朴苦、辛温，行气消满，四药合用，为攻下热实、荡涤燥结之峻剂。

小承气汤主治阳明腑实、痞满偏甚所致的发热汗多、潮热心烦、甚则谵语、腹大满、大便秘结或热结旁流下利、舌红苔黄厚而干等症。小承气汤方由大承气汤去芒硝，减枳、朴量组成，用大黄泻热去实；用厚朴配枳实，行气消痞除满。不用芒硝，说明燥实不甚，减枳朴药量，证明痞满较轻，不仅如此，煎服法亦有差别，大承气汤先煎枳朴，再纳大黄，最后纳芒硝，分温再服，其泻下燥实之力峻猛；而小承气汤三药同煎，分温二服，其通下之力自当缓和。

厚朴三物汤、厚朴大黄汤用药与小承气汤同，但因药量有别，炮制有异，煎法不同，故功能各有侧重。厚朴三物汤中厚朴八两为君，配枳实四枚重在破气；故用于"痛而闭"以腹部胀满疼痛、大便秘结，且以腹胀痛为甚、拒按、得矢气稍舒等阳明腑实气滞为主的腹满证极为恰当。并且先煎枳、朴，后下大黄，温服一升，自当较小承气汤行气导滞之力更优。厚朴大黄汤以厚朴一尺为君，配合大黄六两，用于支饮停于胸膈而致咳逆倚息不得卧，其形如肿并伴见腹满，甚则腹痛，大便秘结，如此痼疾，肺邪壅实，移热大肠，形成阳明腑实、闭结较甚之证。故重用厚朴、大黄行气荡实，侧重攻下，以通其腑而利其肺，使上逆之肺气得以下降。虽为治标之法，确寓有治本之意，自当较小承气汤降气通下之力更优。

二、治热结腑实阴虚证

麻仁丸治疗阳明燥热，约束脾不能为胃行其津液而出现小便数、大便硬或腹微满不痛、不更衣十日、无所苦、舌淡红、苔薄黄少津、脉细涩的脾约证。方由小承气汤加麻仁、杏仁、芍药、白蜜组成。取麻仁润肠滋燥通利大便为主药；配杏仁润肺肃降，使气下行，并具有润肠道、通大便之功；芍药养血敛阴而缓急；小承气汤泻热去实，行气导滞；以蜜和丸，取其滑肠滋燥、缓通大便之意。麻仁丸虽为小承气汤加味而成，然治疗便结用意各有侧重，小承气汤意在速除阳明腑实，泻热通便，故用汤；而麻仁丸意在滋阴润燥，缓泻阳明燥热，故用丸。厚朴七物汤主治阳明太阳同病，而见腹满痛拒按、大便秘结、发热、脉浮而数等症。权衡病情，其重心已趋向于里，是里证重于表证。

三、治热结腑实兼表证

厚朴七物汤即小承气汤、桂枝汤去芍药合方而成，用小承气汤通腑导滞，以治阳明热结，用桂枝汤去芍药，解肌祛风，调和营卫，以解太阳之表。二方合用共奏解肌发表、行气除满之功。本方与小承气汤比较，除具解表功能外，其枳、朴用量较大，可见其消滞除满之功必优。

调胃承气汤主治阳明腑实、燥实偏重所致的蒸蒸发热、汗出口渴、心烦甚则谵语、腹胀满不大便、舌质红苔黄燥、脉滑数或沉实等症。用大黄苦寒泻热，推陈致新；芒硝咸寒润燥软坚，泻热通便；甘草甘平和中，顾护胃气，使下不伤正。三药为伍，合奏泻热润燥、软坚通便之功，用于腑实初结为主、气滞痞满次之患者，极为恰当。本方与大承气汤比较，未用枳、朴，说明破气消痞力弱。芒硝用量尤重，说明润燥软坚力宏。加甘草缓诸药之峻，故攻下之力偏逊。本方服法有两种，若泻热为主，则"少少温服之"；若通便为急，则"温顿服之"，皆有要意。大黄甘草汤主治胃热上冲，食已即吐的胃反证。用大黄苦寒，泻火通便，大便得通，胃气得降，呕吐自止；甘草甘缓，顾护胃气。证候单纯，且无腹满，故不用枳、朴，自与小承气汤不同；燥坚不甚，无须芒硝，又与调胃承气汤有别。

四、治湿热郁滞发黄证

栀子大黄汤、大黄硝石汤皆主治中焦湿热郁滞、热邪偏甚、肝胆疏泄失常之黄疸病。只是栀子大黄汤偏于治疗湿热壅滞中上焦所致之身目尿黄、黄色鲜明、心烦懊恼不宁，胸脘痞满，发热作痛，不思饮食，时欲呕吐，足下发热，小便不利，大便溏或不畅，舌质红苔黄腻等症。用栀子苦寒，泻热利湿除烦；配豆豉辛寒，清轻宣散，合为清宣上焦郁热之佳品；大黄苦寒，泻热导滞；枳实苦辛微寒，破气消痞，合用以除肠胃积滞。四药并投，共奏清心除烦、泄热消积、祛湿退黄之功。大黄硝石汤偏于治疗湿热壅滞中下焦所致的身目尽黄、黄色鲜明、小便深黄而不利、腹满便秘、潮热汗出、舌质红苔黄、脉数有力等症。用栀子、黄柏苦寒清热燥湿；大黄、硝石攻下湿热宿滞；四药合用以奏清热通便、利湿退黄之效。

五、治血水互结证

大黄甘遂汤用于妇人产后，水与血结于血室所致的小腹满痛特甚，有块拒按，小便微难而不渴，或下肢浮肿，甚则二便不通，舌质紫暗、苔黄或黄腻，脉沉而涩。用大黄泻下瘀热蓄血；甘遂峻逐水饮；阿胶补虚养血，使邪去而正气即复。三药合奏破瘀逐水、养血扶正之效。

六、治热毒内聚肠痈证

大黄牡丹汤用于治肠痈，热毒内聚，营血瘀结肠中所致的少腹肿痞，拘急拒按，按之则痛剧如小便淋痛之状，腹肌紧张，反跳痛，发热恶寒汗出，舌质红苔黄或黄腻，脉迟紧等症。用大黄、芒硝荡涤实热，通腑导滞；以丹皮、桃仁凉血逐瘀；栝楼子散痈消肿。五药同用，共为荡热解毒、消肿排脓、逐瘀攻下之效。故方后云：顿服之，有脓当下；如无脓，当下血。

第十一节 🌼 栀子豉剂配伍

栀子豉剂可分为两类：一类是治疗热扰胸膈所致的身热、心烦不得眠、卧起不安等症的栀子豉汤，以及其衍生化裁而用于治疗热郁胸膈、胃失和降证的栀子生姜豉汤和用于治疗热郁胸膈、津气耗伤证的栀子甘草豉汤与治疗热郁胸膈、气机阻滞证的栀子厚朴汤及枳实栀子豉汤；二是治疗热郁胸膈、寒伤脾胃证的栀子干姜汤。尽管有上述两方面的不同，但栀子豉剂总归是清宣郁热。

栀子豉汤治疗热扰胸膈所致的身热，心烦不得眠，卧起不安，胸中懊恼，甚则心中窒塞，或心下结痛等症。用栀子苦寒清泄三焦，宣透胸膈郁热于上；豆豉甘淡色黑入肾，起肾水上潮于心，这样水升火降，寒温协调，热去身必凉，诸症得解。药虽两味，苦寒清热，甘淡滋润，共奏清宣透解郁热之功。栀子生姜豉汤治疗热郁胸膈兼见胃失和降所致的心烦、呕吐等症。用栀子豉汤寒凉苦降，清宣胸膈之郁热，加生姜辛温和胃降逆止呕。药虽三味组成寒凉清热、辛开苦降之复合法，共奏清热和胃、降逆上呕之功。栀子甘草豉汤治疗热郁胸膈兼见津气耗伤所致的身热心烦、短气少气等症。故用栀、豉苦寒甘淡，清宣透解胸膈之郁热，加甘草之甘平益气和中。栀、豉与甘草配伍，苦寒复甘淡之法，共奏清热除烦、益气和中之效。栀子厚朴汤治疗热郁胸膈兼见气机阻滞所致身热心烦、腹部胀满等症。故用栀、豉苦寒，清热除烦；厚朴枳实宽中行气以除胀满。且栀、豉与厚朴枳实配伍，苦甘寒凉复辛温芳香之法，共奏寒凉清热、苦降辛开、行气破滞之功。枳实栀子豉汤治疗低热不去、痞满纳呆等症。故用栀、豉苦寒清热除烦；枳实破滞，行气除满。栀、豉与枳实配伍，苦寒甘淡复苦辛之法，共奏甘寒清热、苦降辛开、破滞行气除满之效。栀子干姜汤治疗热郁胸膈、寒伤脾胃所致身热不去、大便微溏等症。故用栀子苦寒清宣透解郁热于上；干姜辛温，温能守中，以温脾胃之寒而止便溏。且栀子配干姜辛开苦降，寒温并用，共奏清上温下之功。上热去烦热得解，下寒除溏必自止。

第十二节 ❧ 茵陈蒿剂配伍

茵陈蒿剂为治疗黄疸病之阳黄证。根据黄疸病湿热的多少及是否兼表证，而分别用不同清热利湿之剂。茵陈蒿汤治疗湿热郁结在里，肝胆疏泄失职，胆汁外溢所致之阳黄，身黄、目黄，黄色鲜明如橘子色，小便黄赤短少，发热，口渴，心烦，脘腹痞满不适，大便秘结或大便溏，汗出不彻，舌苔黄腻，脉滑数或弦数等症。方中重用茵陈为君药，以其善清热利湿退黄，为黄疸之主药；臣以栀子清热降火，通利三焦，引湿热自小便而出；佐以大黄泻热逐瘀通黄，导肠胃瘀热由大小便而排泄。三药合用，以利湿与泻热相伍，使二便通利，前后分消，湿热得行，瘀热得下，则黄疸自退。其特点是病位在中焦，湿热俱盛。

栀子柏皮汤治疗内有湿热，热多于湿，肝胆疏泄失职，胆汁外溢所致的阳黄证，身目俱黄，黄色鲜明如橘子色，小便短少，色如浓茶样，身热，口渴，心烦较甚，舌红苔黄，脉数等症。方中栀子苦寒清泄三焦而通水道，使湿热从小便而出；黄柏苦寒清热燥湿退黄；炙甘草甘温和中，以防栀、柏苦伤寒胃。三药相合以清泻里热为主，兼以祛湿。其病位偏上，热重于湿为其特点。以上两方均能清热利湿，而治湿热黄疸，前者茵陈配以栀子，清热利湿并重，故主治湿热俱盛之黄疸；后者栀子伍以黄柏，清热之力大于利湿，故适用于热重于湿之黄疸。

麻黄连翘赤小豆汤治疗湿热壅遏在里兼表不解，肝胆失疏，胆汁外溢所致身目俱黄，黄色鲜明如橘子色，小便黄而短少，发热恶寒，无汗身痒，苔白或黄腻，脉浮数等症。方中麻黄、杏仁、生姜以辛散表邪，宣发郁热；连翘、赤小豆、桑白皮清泄湿热以退黄；炙甘草、大枣调和脾胃。如此则表里宣通，湿热有外泄之路，表解里和，其病自愈。

第十三节 柴胡剂配伍

柴胡剂是指以小柴胡汤为中心的一类加减方。其中有小柴胡汤与他方加减而成新方者，如大柴胡汤、柴胡桂枝汤等；亦有小柴胡汤与他药加减而成新方者，如柴胡加芒硝汤、柴胡桂姜汤、柴胡加龙牡汤、柴胡去半夏加栝楼根汤、四逆散等。

一、治少阳枢机不利，胆火上炎证

小柴胡汤治疗邪郁少阳、枢机不利、正邪纷争所致的往来寒热、胸胁苦满、嘿嘿不欲饮食、心烦喜呕、舌苔白、脉弦细等症。用柴胡、黄芩解少阳半表半里之邪；生姜、半夏调理胃气，降逆止呕；甘草、大枣、人参益气和中，扶正祛邪。全方寒热并用，攻补兼施，有疏利三焦，调达上下，宣通内外，和畅气机的作用。这个作用简称为和解少阳。

二、治少阳阳明合病证

大柴胡汤治疗少阳病兼阳明里实，其症除往来寒热、胸胁满等少阳证外，还有心下急结或痞硬、呕不止、郁郁微烦、便秘或下利臭秽等症，故用小柴胡汤与小承气汤合方加减而成。用小柴胡汤和解少阳，但因里实已成，故去人参、甘草，以免补中留邪。因实热壅滞，故取小承气汤，去苦温的厚朴，用大黄、枳实攻下热结，加芍药敛阴和营，缓腹中急痛，合为少阳兼里实两解之剂。

柴胡加芒硝汤治疗大柴胡汤证误用丸药下后，而见胸胁满、呕吐、潮热、下利等症，其病机除邪犯少阳、阳明里实与大柴胡汤证相同外，尚有正气偏虚的一面，故方用小柴胡汤以和解少阳，加芒硝泻热去实，软坚通便。因正气较虚，里实未甚，故较之大柴胡方，不取大黄、枳实之荡涤破滞，而用人参、炙甘草以益气和中，但药量较轻，为和解少阳兼通下实热之轻剂。可用于大柴胡汤证邪微正虚者。

三、治太阳少阳合并证

柴胡桂枝汤治疗少阳兼表之证，其症除心下支结、微呕等少阳证外，还有发热、微恶寒、支节烦疼等太阳桂枝证。"微呕""微恶寒"说明太少之证俱轻，故取小柴胡汤、桂枝汤各用半量，合剂而成。以桂枝汤调和营卫，解肌祛风，以治太阳之表；以小柴胡汤和解少阳，宣展枢机，以治半表半里，合为太阳少阳表里双解之轻剂。

四、治少阳枢机不利，水饮内停证

柴胡桂枝干姜汤治疗少阳病兼水饮内结之证，其症除往来寒热、心烦、胸胁满微结等少阳证外，还有小便不利、渴而不呕、但头汗出等水饮内结证，故方用小柴胡汤化裁而成。方中柴胡、黄芩同用，能和解少阳之邪；栝楼根、牡蛎同用，能逐饮开结；桂枝、干姜、炙甘草合用能振奋中阳，温化寒饮；因不呕，故去半夏、生姜；因水饮内结，故去人参、大枣之甘温壅补。此是和解少阳、温化水饮之剂，故初服正邪相争而见微烦，复服则表里之阳气通，即汗出而愈。

五、治少阳三焦不利，痰火扰心证

柴胡加龙骨牡蛎汤治疗伤寒误下，病入少阳，邪气弥漫而形成表里俱病、虚实互见的变证。其症除胸满、小便不利、一身尽重、不可转侧等邪陷少阳、枢机不利、决渎失职、阳气内陷等症之外，还有烦惊、谵语等痰火扰心之症，故方用小柴胡汤加味而成。因病入少阳，故治以小柴胡汤以和解枢机，扶正祛邪为主，加桂枝通阳和表，大黄泻热清里，龙骨、牡蛎、铅丹重镇理祛而安神明，茯苓宁心安神并可通利小便。因邪热弥漫，故去甘草之缓，以专除热之力，使表里错杂之邪得以速解。柴胡去半夏加栝楼根汤治疗疟病发渴者，亦治劳疟。因病邪"每伏藏于半表半里"，用小柴胡汤和解达邪为其正治，但口渴为热盛津伤之象，故去半夏之辛燥，加栝楼根甘苦凉润，以清热生津，其法与小柴胡汤证第二个加减法略同。

六、治肝胃气滞证

四逆散治疗肝胃气滞、阳郁致厥之证，以手足厥逆、胸胁胀满为主症，病虽涉及少阳，但与小柴胡汤证已绝然不同，小柴胡汤治疗邪郁少阳、枢机不利之证，以和解少阳表里之半为法；此方治疗肝（胆）胃（脾）气滞，木郁克土之证，以和解肝胃为治。方中柴胡疏肝解郁，枳实行气散结而宣通胃络，芍药、甘草制肝和脾而益阴缓急，合而成方使肝脾调和，则诸证自愈。

第十四节 🌸 黄芩剂配伍

黄芩剂大致可分为两类：一是治疗热迫大肠、胆火逆于胃致下利、呕吐的黄芩汤、黄芩加半夏生姜汤及其衍生化裁而用于治疗阴虚热毒证的黄连阿胶汤和《千金翼方》三物黄芩汤；二是治疗上热下寒呕利腹痛证的《外台秘要》黄芩汤。前者以黄芩汤为中心，后者以《外台秘要》黄芩汤为主干。

一、治胆热迫于胃肠证

黄芩汤治疗热迫大肠、津液下趋所致的腹痛、里急后重、痢下赤白黏冻等症。用黄芩苦寒清热，坚阴止利；芍药、甘草酸甘化阴，缓急止痛；更用大枣甘淡补脾，助其健运。合而形成苦寒清热，酸甘化阴之复合法，共奏清热止利之功。该方酸苦甘寒，补泻兼施。黄芩加半夏生姜汤治疗热迫大肠兼胆火上逆于胃所致腹痛、下利、呕吐等症。故用黄芩汤苦寒清热，坚阴止利；加半夏、生姜和胃降逆止呕。合而形成酸甘、苦辛寒之复合法，共奏清热止利、降逆止呕之功。该方酸甘缓急，苦寒坚阴，辛开苦降。

二、治火旺扰心阴虚证

黄连阿胶汤治疗阴虚火旺所致身热心烦不得卧，心悸失眠，口燥咽干，舌红少苔，脉细数等症。故用黄芩、黄连苦寒清热除烦，泻心火于上；芍药、阿胶滋肾水，柔肝木育阴于下；鸡子黄甘淡，滋阴液养血脉而润燥。合而形成苦寒清热、酸甘化阴之复合法，共奏育阴清热之功。该方苦寒清热于上，酸甘化阴于下。

三、治湿热血虚证

《千金翼方》三物黄芩汤治疗正气不足，血虚兼有湿热所致身热、四肢烦疼、恶露未尽、赤白带下、阴部瘙痒等症。故用黄芩、苦参苦寒清热，燥湿杀虫；干地黄甘寒，滋阴凉血。合而形成苦寒清热、甘寒滋阴凉血之复合法，共奏清热凉血、燥湿杀虫止痒之功。

四、治上热下寒证

《外台秘要》黄芩汤治疗上热下寒，寒热错杂所致腹痛、呕吐、下利、胃脘不舒等症。故用黄芩配半夏辛开苦降，清上热而止呕吐；桂枝配干姜温下寒，通阳气而止腹痛下利；人参配大枣甘温益气补虚，健运脾阳。合而形成苦降温通、辛开苦降之复合法，共奏温胃补虚、清肠止利之功。该方寒温并用，清补兼施。

第十五节 ❀ 理中剂配伍

理中剂是以理中汤为主方加减的一类方剂。在《伤寒论》和《金匮要略》中，以理中汤为主加减的方剂较多，但治疗疾病多以中焦阳虚为主。

一、治脾阳不足证

理中汤、丸，亦名人参汤，用于治疗脾胃虚寒、寒湿内盛、运化失职、升降失常所致的霍乱、头痛、发热、身疼痛及口不渴等症；或中焦阳气虚衰、寒凝气滞所致的胸痹、心中痞塞、胸满、胁下气逆上冲心胸，兼见四肢不温、倦怠少气、语声低微、大便溏泄等症。方中用人参、甘草健脾益气，干姜温中散寒，白术健脾燥湿。四药合用，组成温中散寒、健脾燥湿治法。因其具有温运中阳、调理中焦的作用，故取名"理中"。且一方二法，可根据病情之缓急而决定汤、丸之用。缓则用丸，急则用汤。服药之后，可进热粥，以助药力，温养中气。若因肾虚水气冲动而症见脐上悸动者，当去白术之壅滞，加桂枝以温肾降冲；若因胃寒气逆而症见"吐多者"，减去白术以防补脾而使气壅，再加生姜以温胃散饮，下气止呕；若因脾阳不升，水湿下趋而症见下利严重者，还需用白术健脾燥湿以止泻利；若因水气凌心而症见心下悸者，当加茯苓以淡渗利水、宁心定律；若因脾不散津，水津不布而症见渴欲饮水者，则重用白术健脾气、助运化以行津液；若因中气虚而症见腹中痛者，宜加重人参用量，以补中益气；若中阳虚里寒较甚而症见腹中冷不解，始终不欲饮水者，应重用干姜以温中祛寒；若因阳虚寒凝、气滞不行而症见腹中胀满者，当去白术之壅滞，加附子辛温通阳以破阴。服药后若腹中由冷转为温热，说明有效，可以续服。

大建中汤治疗脾胃虚寒所致的"心胸中大寒痛，呕不能饮食"、上腹部剧痛、腹壁包块"上下痛而不可触近"等症。方中蜀椒、干姜温中散寒，人参、饴糖温补脾胃。药虽四味，乃辛热与甘温合用，组成温中散寒、缓急止痛治法。

二、治脾阳不足兼表证

桂枝人参汤治疗因表证误下后，脾气虚寒而表邪不解所致的"协热而利，利下不止，心下痞硬"等症。本方是由理中汤加桂枝而成。方中理中汤温中散寒止利，桂枝（后下）解太阳之表。为表里两解之治法。

三、治中阳不足或肺寒证

甘草干姜汤《伤寒论》治疗中焦阳虚、阴寒内盛所致的手足厥逆、烦躁、呕逆等症；《金匮要略》治疗上焦阳虚、肺中虚冷所致的肺痿频吐涎沫、遗尿、小便频数、头眩等症。甘草均炙用，以补中益气；干姜一不炮、一炮，前者以回升逆之阳，后者温肺通脉；甘草用量倍于干姜。二药配伍又能辛甘化阳，组成温中复阳治法。尽管证情一偏于中焦，一偏于上焦，但俱能通过温脾胃之阳气以达到温肺扶脾之目的。故后者亦称补土生金之法。

四、治脾虚湿邪下注腰痛证

甘姜苓术汤治疗寒湿痹着腰部所致的腰部沉重冷痛的肾着病。方中重用干姜配甘草以温中散寒，茯苓配白术以健脾除湿。四药合用，组成温中散寒、健脾除湿治法。使寒散阳通，湿浊运行，则肾着可愈。

五、治胃阳不足呕逆证

吴茱萸汤治疗阴寒内盛、胃气不降、浊阴上逆所致的"食谷欲呕""吐利""烦躁欲死""吐涎沫""头痛""呕而胸满"等症。方中用吴茱萸之辛苦大温，温肝暖胃，散寒降浊以治阴寒上逆；重用生姜之辛温，散寒暖胃止呕；用人参甘温、大枣甘平，补脾胃以扶助元气。四药合用，组成温胃暖肝、降逆止呕治法。亦是《素问·至真要大论篇》"寒淫于内，治以甘热，佐以苦辛"理论的具体应用。

半夏干姜散治疗中阳不足、寒饮上逆所致的干呕、吐逆、吐涎沫等症。方中半夏味辛性温、降逆止呕；干姜味辛性热，温中散寒；浆水甘酸，调中止呕。组成温中散寒、降逆止呕治法。

干姜半夏人参丸治疗胃虚寒饮所致的"妊娠呕吐不止"的恶阻证。方中干姜温中散寒；人参扶正补虚；半夏、生姜汁蠲饮降逆，和胃止呕。四药合用，丸药缓服，组成温中散寒、补虚降逆治法。

六、治脾胃虚弱，气血两虚证

薯蓣丸治疗脾胃虚弱，阴阳气血不足所致的虚劳风气病。"风气百疾"指虚劳挟风的头眩、瘾疹、体虚或麻木等症。方中以薯蓣专理脾胃培土厚肠，益气扶正；人参、白术、茯苓、甘草、大枣、干姜、豆黄卷、神曲益气调中；当归、川芎、芍药、地黄、麦冬、阿胶养血滋阴；桂枝、柴胡、防风疏风祛邪；杏仁、桔梗、白蔹理气开郁。诸药合用，组成健脾益气、扶正祛邪治法。

七、治中焦虚寒，气不摄血证

柏叶汤治疗中气虚寒、气不摄血所致的吐血日久不止之证。方中取侧柏叶之清降，折其上逆之势而收敛止血；马通汁之微温，引血下行以止血；干姜辛热，温中止血；艾叶苦辛温，温经止血。四药合用，组成温中止血治法。

八、治心脾两虚，湿痰挟风证

侯氏黑散治疗心脾两虚、气血不足、湿痰挟风所致的"四肢烦重、心中恶寒不足"等症。方中用当归、川芎养血活血；白术、茯苓、人参、干姜补脾益气；防风、菊花、细辛、桂枝祛风散邪；矾石、桔梗化痰降逆；黄芩、牡蛎清热敛阴。诸药合用，组成养血补脾、化痰祛风的治法。

九、治脾肾阳虚滑精证

天雄散治疗脾肾阳虚所致的男子失精、腰膝冷痛等症。方用天雄以壮命门之阳而补先天之本；白术以健脾而培精气之源；桂枝助天雄以壮阳补虚；龙骨收敛浮阳、固摄阴精。四药合用，组成补益脾肾、摄精除痛的治法。

第十六节 ❀ 四逆剂配伍

四逆汤治疗少阴病阴盛阳虚的四肢厥冷、恶寒蜷卧、神疲欲寐；或太阳病误汗亡阳的大汗出；太阴脾阳虚的呕吐腹痛、下利清谷、脉微细或脉沉微细等症。方中炙甘草甘温，温养阳气；干姜、生附子辛温，助阳散寒。三药合用，组成回阳救逆治法。

一、治阳衰阴盛，格阳于上证

通脉四逆汤治疗阴盛格阳的真寒假热证。如因阳气大衰、阴寒内盛所致的少阴病，下利清谷、手足厥逆、脉微欲绝等症；因阴盛于内，虚阳被格于外所致的身反不恶寒；虚阳被格于上所致的面色赤等症。方中生附子大辛大热，专补命门之火，通行十二经，走而不守，为回阳救逆之要药；干姜亦大辛大热，守而不走，善驱里寒。姜附相伍，温阳逐寒之力更强。能速破在内之阴寒，而除阴阳之格拒。炙甘草甘温，益气温阳，且能缓和生附子、干姜燥烈之性。三药合用，组成破阴回阳、通达内外治法。若因虚阳被格于上而致面色赤者，加葱白以通格上之阳；若因脾肾阳虚、气血凝滞而致腹中痛者，加芍药以活血和络；若因阴寒犯胃，胃气上逆而致干呕者，加生姜以和胃降逆；若因虚阳上浮，郁于咽嗌而致咽痛者，加桔梗以利咽开结；若因阳气大虚，阴液内竭而致利止脉不出者，加人参以益气生津，固脱复脉。

通脉四逆加猪胆汁汤治疗阳亡阴竭所致的"吐已下断，汗出而厥，四肢拘急不解，脉微欲绝"等症。本方由通脉四逆汤加猪胆汁而成。用通脉四逆汤破阴回阳，通达内外以救逆；加猪胆汁以益阴和阳。猪胆汁苦寒性滑，一可借其性寒，引姜附大辛大热药物入阴，以制盛阴对辛热药物之格拒不受，具有"甚者从之"之意；二则借其苦润以润燥滋液，既可补益吐下后之液竭，又可制约姜附辛热伤阴劫液之弊。四药合用，组成回阳救逆、益阴和阳治法。

二、治阳衰阴盛，格阳于外证

白通汤治疗少阴阴盛戴阳证，即由脾肾阳衰，阴寒偏盛所致的下利、但欲寐、手足厥逆、面色赤、脉微细或沉微等症。方中用葱白以通被格于上之阳下交于肾；用生附子启下焦之阳上承于心；用干姜温中土之阳以通上下。用量很轻，欲其迅速发挥通阳作用。三药合用，组成破阴回阳、宣通上下治法。张路玉说："故于四逆汤中去甘草之缓，而加葱白于姜附之中，以通其阳而消其阴，遂名其方为白通，取葱白通阳之义也。"

白通加猪胆汁汤治疗阴盛戴阳证，服热药发生格拒所致的"利不止，厥逆无脉，干呕烦者"。本方即白通汤加人尿、猪胆汁而成。方中白通汤破阴回阳，通达上下；加人尿、猪胆汁之咸苦寒，导引阳药入阴，使阴阳交通，热药不被寒邪所格拒，以利于发挥回阳救逆作用。五药合用，组成破阴回阳，宣通上下，兼咸苦反佐治法。

三、治亡阳脱液、阴阳两虚证

四逆加人参汤治疗亡阳液脱所致的霍乱吐利、恶寒、脉微等症。方中四逆汤回阳救逆；加人参以益气固脱、生津滋液。四药合用，组成回阳救逆、益气生津治法。

茯苓四逆汤治疗因汗下后阴阳俱虚所致的烦躁不宁，兼有恶寒、四肢逆冷、下利、脉微细等症。本方由四逆汤加茯苓、人参而成。方中用干姜、生附子回阳以救逆；人参益气生津、安精神、定魂魄；且姜附与人参配伍，回阳之中有益阴之效，益阴之中有助阳之功；茯苓健脾，宁心安神；甘草益气和中，且能调和诸药。五药合用，组成回阳益阴治法。

四、治阳气虚衰证

干姜附子汤治疗因"下之后，复发汗"所致的肾阳虚而症见"昼日烦躁不得眠……脉沉微，身无热"。方中生附子、干姜大辛大热，以复先后天脾肾之阳。附子生用，则破阴回阳之力更强，顿服则使药力集中，回阳效果迅速。二药合用，组成急救回阳治法。

第十七节 ✿ 附子剂配伍

附子剂是以附子为主药配伍的一类方剂，以温阳散寒止痛为主要治法。

一、治阳虚水湿泛溢证

附子汤治疗因阳虚寒湿所致的"少阴病，身体痛，手足寒，骨节痛，脉弦"，"口中和，其背恶寒"，或因阳虚寒盛所致的妊娠"六七月，脉弦发热……腹痛恶寒者，少腹如扇"等症。方中重用炮附子，温经驱寒镇痛；与人参相伍，温补以壮元阳；与白术、茯苓相伍，健脾以除寒湿；佐以芍药，和营血而通血痹，又可加强温经止痛的效果。五药合用，组成温经散寒、除湿止痛治法。

真武汤治疗因阳虚水泛所致的"太阳病，发汗，汗出不解，其人仍发热，心下悸，头眩，身瞤动，振振欲擗地"，或因少阴阳虚水泛所致的"少阴病，二三日不已，至四五日，腹痛，小便不利，四肢沉重疼痛，自下利者……其人或咳，或小便利，或下利，或呕"等症。方中用炮附子之辛热以壮肾阳，使水有所主；白术燥湿健脾，使水有所制；生姜宣散，佐附子之助阳，是于主水中有散水之意；茯苓淡渗，佐白术健脾，是于制水中有利水之用；芍药既可敛阴和营，又可制附子刚燥之性。五药合用，组成温肾阳、利水气治法。若咳者，是水寒犯肺，加干姜、细辛以散水寒，加五味子以敛肺气；小便利者，则不需利水，故去茯苓；下利甚者，是阴盛阳衰，故去芍药之苦泄，加干姜以温里；若呕者，是水寒犯胃，加重生姜用量以和胃降逆。

上述附子汤证与真武汤证，同属肾阳虚兼水湿为患，但附子汤证阳虚较重，寒湿之邪凝滞于骨节之间，以身体痛、骨节痛为主；真武汤证为阳虚而水气浸渍内外，以头眩、心悸、身瞤动为主。两方的药味大部相同，皆用附、术、苓、芍。所不同之处在于，附子汤附、术倍用，并伍人参，重在温补元阳；真武汤附、术半量，更佐生姜，重在温散水气。

二、治肾气不足证

肾气丸治疗因肾气不足所致的"脚气上入，少腹不仁""虚劳腰痛，少腹拘急，小便不利""短气有微饮""男子消渴，小便反多，以饮一斗，小便一斗""妇人病……转胞，不得溺"等症。方中用附子、桂枝以壮阳益火，化气行水，蒸津上润；干地黄滋补肾阴，益髓填精，壮水之主；山萸肉补肝阴；山药滋补脾阴；泽泻渗湿泻肾；丹皮清火泻肝；茯苓淡渗泻脾。八药合用，能助阳之弱以化水，滋阴之虚以生气。组成益肾化气的治法。

三、治寒湿瘀血互结的肠痈证

薏苡附子败酱散治疗寒湿瘀血互结、腐败成脓所致的肠痈病，其身甲错，腹皮急，按之濡，如肿状，脉数。方中重用薏苡仁排脓开壅，利湿消肿；轻用附子振奋阳气，辛热散结，助薏苡仁以散寒湿，并借以行郁滞之气；败酱草破瘀排脓。三药合用，组成排脓消痈、通阳散结治法，使湿瘀分化、脓排肿消，则肠痈可愈。

四、治脾气虚寒，失于统摄的便血证

黄土汤治疗脾气虚寒、统摄无权所致的"下血，先便后血"之证。方中灶心黄土（又名伏龙肝）温中涩肠止血；附子、白术温阳健脾以摄血；干地黄、阿胶滋阴养血以止血，并制约术、附温燥之性；黄芩苦寒坚阴，亦可防术、附温燥动血之弊，还寓清肝止血之义；甘草甘缓以和中，并调和诸药。七药合用，组成温脾摄血治法，具有寒热并用、标本兼治、刚柔相济、温阳而不伤阴、滋阴而不碍阳的特点。

五、治寒实内结便秘证

大黄附子汤治疗寒实内结所致的"胁下偏痛，发热，其脉紧弦"及大便不通、恶寒、肢冷、舌苔黏腻等症。方中大黄苦寒，泻下通便；附子温散阴凝寒结；细辛温经通阳，兼散浮热。附子、细辛同用，温经散寒止痛；且大黄之苦寒为附子、细辛之大热所制而保存其走泄之功。寒温并用，达到温下寒结之目的。三药合用，组成温里攻下治法。

六、治寒湿壅塞胸痹证

薏苡附子散治疗寒湿壅塞、胸阳被遏所致的胸痹急证即喘息咳唾、心痛彻背、胸痛剧烈、筋脉拘挛等。方中重用炮附子以温里祛寒，通阳止痛；薏苡仁以除湿宣痹，缓解筋脉拘挛。二药合用为散，以应急用，组成散寒除湿、通阳行痹治法。

九痛丸治疗积聚、痰饮、结血、虫疰、寒冷等原因引起的心痛。仲景原文"治九种心痛""卒中恶，腹胀痛，口不能言""连年积冷，流注心胸痛""冷冲上气，落马坠车血疾"等症。方中用炮附子、干姜祛寒散结；吴茱萸开郁、杀虫、止痛；人参补中益气；巴豆温通杀虫、破坚积、逐痰饮；狼牙杀虫。六药炼蜜为丸，组成祛寒散结、杀虫温通治法。

七、治脾胃虚寒、水湿内停证

附子粳米汤治疗脾胃虚寒、水湿内停所致的腹满痛、肠鸣、胸胁逆满、呕吐等症。方中用附子温中散寒以止腹痛；半夏蠲饮降逆以止呕吐；粳米、甘草、大枣扶益脾胃以缓急迫。五药合用，组成散寒降逆、温中止痛治法。

八、治脾肾阳虚兼有风寒证

《近效方》术附汤治疗脾肾阳虚兼挟风寒所致的"风虚头重眩，苦极，不知食味"等症。方中用附子（炮）温肾阳；白术、炙甘草补脾胃；生姜、大枣调和营卫。五药合用，组成温肾补脾、调和营卫治法。

第十八节 ❀ 茯苓剂配伍

茯苓剂配伍包括治疗支饮及其变证的桂苓五味甘草汤、苓甘五味姜辛汤、苓甘五味姜辛半夏汤、苓甘五味姜辛夏杏汤、苓甘五味姜辛半杏汤，以及治疗胸痹轻症的茯苓杏仁甘草汤、治疗子肿的葵子茯苓散和治疗中焦脾虚且下焦湿甚、小便不利的茯苓戎盐汤。

一、治疗支饮证

桂苓五味甘草汤治疗阳虚水饮随冲气上下妄动，吐稠痰较多，气从小腹上冲胸部、咽部，手足麻痹，面部微微发热似酒醉，接着冲气下流两腿内侧，小便难，时常昏晕，当此之时，治其冲气为当务之急。方中桂枝辛温通阳以化饮，炙甘草甘温扶中以缓冲，二味辛甘化阳以平冲气；茯苓健脾利饮，导水邪从小便而去；五味子酸温，收敛散漫浮逆之阳气，使虚阳不致上越。

服用上方后，冲气即见下降而支饮复动致咳嗽、胸满，治以散寒蠲饮、止咳平喘，用苓甘五味姜辛汤，该方于桂苓五味甘草汤去桂枝（功擅平冲降逆，因冲气已平，故不再用）；加干姜温阳散寒以治胸满；加细辛祛散伏匿寒饮以治咳逆，加此二味，即"药随证转"之意。方中干姜、细辛、五味子同用，为后世治寒饮咳喘所本。其配伍极具特色，化饮而无麻黄、桂枝之燥，祛邪却无伤正之弊，较小青龙汤缓和得宜，乃治体虚支饮的基础方剂。

苓甘五味姜辛半夏汤（即桂苓五味甘草去桂加姜辛夏汤）治疗因服苓甘五味

姜辛汤后复呕吐、眩晕等症，是苓甘五味姜辛汤尚未能控制其发作之势，仍为支饮饮邪无疑，可用原方（即桂苓五味甘草汤去桂枝加干姜、细辛汤）加半夏去胃中水饮而降逆止呕，共收温阳散寒、祛饮降逆之效。须注意方中干姜、细辛已由苓甘五味姜辛汤中的三两减至二两，既有散寒化饮之功，且无燥动冲气之弊。应与桂苓五味甘草汤区别，桂苓五味甘草汤治疗心肾阳虚的气冲而致渴而不呕证，而苓甘五味姜辛半夏汤治疗支饮饮气上逆的冲气，常口不渴而必呕。患者服用苓甘五味姜辛半夏汤（即上方）后，脾胃调和，水去呕止，但由于反复咳喘，表气未宣，肺失通调，水溢皮肤而见身肿，其治疗可由上方（苓甘五味姜辛半夏汤）中加杏仁一味，辛开苦泄，宣降肺气，令气降水行，寒饮得散而形肿自消，共奏温阳散寒、利肺涤饮之效。以形肿一证而论，本可应用麻黄发汗消肿，但由于患者本有尺脉微、手足痹等气血虚痹之证，故不能用。因血汗同源，麻黄既能散泄阳气，亦能伤耗阴血，误用它必有厥逆之变。

　　苓甘五味姜辛半杏大黄汤（即苓甘五味加姜辛半杏大黄汤）治疗支饮未尽，兼胃热上冲而致咳嗽、胸满、眩冒、呕吐、形肿诸症未尽，兼面热如醉，腹满便秘，舌苔黄腻，脉沉弦或沉数等症，以温脾蠲饮，清泄胃热。在苓甘五味姜辛半杏汤的基础上加一味苦寒大黄以泄胃热。方中虽有干姜、细辛、半夏之温热，然功在温脾阳而祛水饮，全方虽辛苦寒热兼用，但各自为功，并行不悖。

　　以上各方加减法变化如下：

时气诱发→散寒逐饮→小青龙汤
　　↓
下焦冲逆→降逆平冲→桂苓五味甘草汤
　　↓　　　　　　　　　　　　　　　　↓去桂，加干姜、细辛
肺饮复动→蠲饮散寒→苓甘五味姜辛汤
　　↓　　　　　　　　　　　　　　　　↓加半夏
水饮上逆→蠲饮止呕→苓甘五味姜辛半夏汤
　　↓　　　　　　　　　　　　　　　　↓加杏仁
水饮外溢→宣肺化饮→苓甘五味姜辛半杏汤
　　↓　　　　　　　　　　　　　　　　↓加大黄
扶热上冲→泄其胃热→苓甘五味姜辛半夏大黄汤

以上各方加减，可视为一份支饮典型病案，记载了服小青龙汤后证情的复杂变化。初诊服小青龙汤。其后的五变：一是服小青龙汤后，水停未散，而阳气衰，阴血亦虚；再变饮邪未去而更咳胸满；三变胃中停饮止逆；四变水饮行散外溢，其人形肿；五变胃中有热，循脉上冲于面。这说明了仲景运用辨证施治的原则性和灵活性，既要治病求本（阳虚寒饮），又要兼顾其标，证变法变，药随证转，随机（病机）应变。正如《金匮要略浅注补正》所论张仲景用药之法，"全凭乎证，添一证则添一药，易一证亦易一药"。

二、治脾肾虚弱的淋证

茯苓戎盐汤治疗脾肾虚弱、湿重热轻的劳淋或膏淋：尿后余沥不尽、小便不黄、刺痛不显、食欲减退、身体瘦弱、心下悸、腰膝酸软、四肢无力、舌淡苔白等症。用戎盐（青盐而非食盐）因其性味咸寒能疗溺血、吐血，助水脏，益精气，长于利水、消瘀热，茯苓、白术健脾利湿。合用有健脾益肾、清热利湿作用。

三、治妊娠水肿证

葵子茯苓散治疗妊娠水气、身重、小便不利、洒淅恶寒、起即头眩、全身浮肿等症。方中葵子可滑利通窍，茯苓淡渗利水，两药合用利水通窍、渗湿通阳，使小便通利而水湿去，水有去路而气化阳通，则诸症自除。

四、治饮邪阻滞的胸痹证

茯苓杏仁甘草汤治疗饮邪阻滞所致的胸中气塞、短气、咳逆、吐涎沫、痰液清稀、小便不利等症。方中茯苓利水除湿，杏仁宣肺降逆，甘草缓中健脾，使水饮去而肺气利，其症可除。

第十九节 🌸 栝楼剂配伍

栝楼剂是以栝楼为主药或含有栝楼的方剂，其中一是指栝楼配伍的方剂，一是指栝楼根配伍的方剂。

一、治痰饮阻滞的胸痹

栝楼薤白白酒汤治疗因阳虚邪闭、痰饮气滞所致的胸痹病"喘息咳唾，胸背痛，短气，寸口脉沉而迟，关上小紧数"等症。方中用栝楼实宽胸开结，利气涤痰；薤白通阳宣痹，行气散结；白酒助药上行，温开肺气，辅助心阳。三药合用，组成通阳散结、豁痰下气治法。

栝楼薤白半夏汤治疗痰饮壅盛的胸痹，是在栝楼薤白白酒汤基础上，加半夏加强化痰逐饮降逆的功效。

栝楼薤白桂枝汤治疗因阳虚邪闭、饮逆胸胁所致的胸痹偏实证，即"胸痹心中痞，留气结在胸，胸满，胁下逆抢心"。方中用桂枝通阳化气、平冲降逆；枳实消痞除满；厚朴宽胸下气；薤白疏滞散结；栝楼实开胸中痰结；且桂枝、薤白能通阳宣痹。五药合用，组成通阳开结、泄满降逆治法。

二、治下寒上燥的小便不利口渴证

栝楼瞿麦丸治疗下寒上燥所致的小便不利、口渴等。方中用栝楼根（天花粉）、薯蓣以润燥生津，治其口渴；瞿麦、茯苓以渗泄行水而利小便；炮附子以温阳化气，使津液上蒸，水气下行。五药蜜丸，组成温阳化气、利水润燥治法。

三、治心肺阴虚、内热津伤的百合病

栝楼牡蛎散治疗因心肺阴虚内热津伤所致的百合病口渴不解之证。方中用栝楼根苦寒清养肺胃、生津止渴；牡蛎咸寒益阴潜阳，引热下行，使津液得生、虚热得清，口渴自解。三药合用，组成清解肺胃、引热下行治法。

第二十节 ❀ 半夏剂配伍

半夏剂指由半夏组成的方剂的配伍，半夏辛温，降逆止呕，祛痰化饮，所治疗的疾病也多与此有关。

一、治呕吐哕逆证

小半夏汤治疗因饮停胃脘所致的呕吐、不渴、谷不得下，或因脾胃虚寒之寒湿发黄的黄疸病，误用苦寒清热除湿，伤及中阳，胃失和降所致的呃逆等症。方中用半夏之辛燥，和胃降逆以止呕；生姜助半夏温散水饮。二药合用，组成温胃止呕、散饮降逆治法。

大半夏汤治疗脾胃阴阳两虚所致的朝食暮吐、暮食朝吐、宿谷不化之胃反证。方中重用半夏和胃降逆，以治其标；人参益气补虚，白蜜养血润燥，以治其本。

三药合用，组成和胃润燥、补虚降逆治法。

小半夏加茯苓汤治疗因饮停膈间所致的呕吐、心下痞满、头目昏眩、心下悸等症。方中小半夏汤温胃止呕、散饮降逆；加茯苓引水下行。三药合用，组成温胃止呕、引水下行治法。

二、治水饮内停证

甘遂半夏汤治疗因留饮阻遏胃肠之阳所致的"脉伏，其人欲自利，利反快，虽利，心下续坚满"等症。方中用甘遂攻逐心下留饮，驱水从大便而出；半夏散结除痰，降浊下行；芍药和阴散结；甘草护液调中；白蜜缓中解毒。但甘遂与甘草相反而同用，是取其相反相成，俾激发留饮得以尽去。并遵从《备急千金要方》的煮药法，即甘遂与半夏同煮，芍药与甘草同煮，最后将两药汁加白蜜合煮，顿服，较为安全。五药合用，组成攻逐水饮、相反相成治法。

半夏麻黄丸治疗因饮盛阳郁、饮凌心肺所致的心下悸动兼咳唾清痰涎沫、胸脘痞闷及或喘或呕等症。方中麻黄宣通阳气，半夏蠲饮降逆。二药蜜丸，小量服用，缓缓图治。组成宣通阳气、蠲饮降逆治法，使心肺之阳得宣、饮邪得降、心悸得除。

生姜半夏汤治疗寒饮搏结胸胃所致的"胸中似喘不喘，似呕不呕，似哕不哕"，心中极度烦闷不适等症。方中重用生姜汁以辛散寒饮，佐以半夏开结降逆。二药合用组成辛散寒饮、舒展胸阳治法，使饮去结开阳通，胸胃气机得以舒展，则病获痊愈。

三、治痰气互结证

半夏厚朴汤治疗因咽中痰凝气滞所致的"妇人咽中如有炙脔"的梅核气病。方中半夏味辛，化痰散结，降逆和胃；厚朴苦温，下气除满，助半夏宣通郁气，散结降逆；生姜辛温散结，助半夏降逆和胃。此三药辛以散结，苦以降逆，温以化痰。茯苓甘淡，利饮化痰；苏叶辛温芳香，升降并行，宣气解郁。五药合用，组成开结化痰、顺气降逆治法。能使气顺、痰消、结散、郁解。

旋覆代赭汤治疗因痰气交阻所致的"心下痞硬，噫气不除"等症。方中旋覆花性味咸温，消痰下气散结，以软痞硬，能升能降，而疏肝利肺；代赭石质重坠，能重镇降逆；配半夏、生姜之辛温而散，以涤痰散饮、开心下之痞结；配人参、大枣、甘草之甘温益气,以补脾胃之虚。七药合用,组成燥湿化痰、和胃降逆治法。

四、治冲气上逆证

奔豚汤治疗因肝郁化热,随冲气上逆所致的"气上冲胸,腹痛,往来寒热"的肝气奔豚病证。方中甘李根白皮味甘性寒,清热降逆平冲,专治奔豚气;当归、川芎、芍药养血柔肝,行血止痛;半夏、生姜和胃降逆,以防肝邪乘之;黄芩、葛根清肝泻火;甘草调和诸药。九药合用,组成养血平肝、和胃降逆平冲治法,使逆气降,冲脉通,肝胆和,肝脾调,则气冲腹痛、往来寒热等症自除。

第二十一节 🌸 乌头剂配伍

乌头剂是指以乌头为主药进行配伍的方剂,主要治疗阳虚寒凝疼痛等病证。

一、治关节疼痛

乌头汤治疗因寒湿痹阻关节、气血运行阻滞而导致关节疼痛剧烈、屈伸活动不利等症。方中川乌大辛大热,温经散寒、除湿止痛;麻黄宣散透表,以祛寒湿于外;芍药宣痹行血,并配甘草以缓急止痛;黄芪益气固卫,助麻黄、乌头温经止痛,亦制麻黄过散之性;白蜜甘缓,以解乌头之毒。六药相伍,组成祛寒除湿、温经止痛治法,使寒湿祛除、阳气宣通,则寒湿历节之病可愈。

二、治腹痛

乌头煎治疗因阴寒痼结所致的"寒疝绕脐痛,若发则白汗出,手足厥冷,其脉沉紧"等症。乌头性大热,以治沉寒痼冷;用蜜煎煮,令水尽而成膏状,乌头气味尽入蜜中,变辛为甘,变急为缓,既减轻药毒,又延长药效。组成温阳散寒、缓急止痛治法。

赤丸治疗因脾肾虚寒、水饮上逆所致的腹痛、手足逆冷,或呕吐、心下动悸等症。方中乌头与细辛相伍,温经散寒、通阳止痛,以治沉寒痼冷之腹痛、肢冷;茯苓与半夏相伍,健脾燥湿,化饮止呕;朱砂为衣,重镇安神定悸。诸药炼蜜为丸,组成散寒止痛、化饮降逆治法,且相反的乌头与半夏组方是其特点之一。

三、治心痛

乌头赤石脂丸治疗因阴寒痼结、寒气攻冲所致的"心痛彻背,背痛彻心"之心痛重症。方中用炮乌头、炮附子、蜀椒、干姜大辛大热之品，协同作用，逐寒止痛之力极强；赤石脂温涩调中，收敛阳气，以免辛热之品散而无制。五药蜜丸，组成温阳散寒止痛治法。

第二十二节 💮 百合剂配伍

百合剂是指以百合为主药而配伍的方剂，主要在《金匮要略》的《百合狐惑阴阳毒病证治》篇，均为治疗百合病而设。

百合地黄汤治疗因心肺阴虚内热所致的"意欲食，复不能食，常默然，欲卧不能卧，欲行不能行，饮食或有美时，或有不用闻食臭时，如寒无寒，如热无热，口苦，小便赤……其脉微数"等症。方中百合润肺清心、益气安神；生地黄汁滋肾水、益心阴兼清热；泉水下热气、利小便，用以煎百合，纳入地黄汁。组成润养心肺、凉血清热治法。

百合知母汤治疗因百合病误汗后，阴虚内热、气血失和所致的心烦、口燥等症。方中知母养阴清热而除心烦；泉水清气热、利小便，用以煎药。与清润心肺、益气安神的百合，组成养阴清热、润燥补虚治法。

百合鸡子汤治疗因百合病误吐后，更伤胃阴、燥热愈增所致的虚烦不安、胃中不和等症。方中鸡子黄养阴润燥以滋胃阴，安宁心神，泉水清气热用以煎百合。三者组成清养肺胃、安宁心神治法，使阴复胃和、热除心安而诸症自解。

百合洗方治疗因百合病经久不解、阴愈虚而热愈重所致的口渴症。仲景设百合洗方用百合渍水洗身，洗其外可通其内，以滋肺润燥；食用麦粉煮饼以益气生津。组成除热止渴的外治法。

滑石代赭汤治疗因百合病误下后伐胃伤津导致的呕吐、呃逆、小便短赤涩少等症。方中滑石、泉水利小便，兼以清热；代赭石和胃降逆。与百合组成养阴清热、利水降逆治法。

百合滑石散治疗因百合病里热较盛，外达肌肤导致的发热之证。方中百合滋养肺阴以治本；滑石清里热而利小便，使热从小便而去。组成滋阴润燥、清热利水治法。

<h1 style="text-align:center">第二十三节 🌸 桔梗剂配伍</h1>

桔梗剂指以桔梗为主组成的方剂，主要包括治疗咽痛的桔梗汤、治疗脓肿疮痛的排脓散和排脓汤、治疗寒实结胸的桔梗白散。

一、治客热咽痛证

桔梗汤治疗因少阴客热所致的"咽痛……不差者"，或因肺痈成脓所致的"咳而胸满，振寒脉数，咽干不渴，时出浊唾腥臭，久久吐脓如米粥"等症。方中用生甘草清热解毒，可治客热咽痛；桔梗开肺利咽，又能排脓除痰。二药合用，组成清热解毒、利咽止痛、排脓除痰治法。

二、治痈脓

排脓散治疗胃痈或肠痈等病。方中重用枳实之苦寒，理气破滞而除郁热；桔梗开提肺气而排脓；芍药除血痹，凉血止痛；鸡子黄之甘润护阴而滋血分之虚。四药合用，组成破滞除痹、排脓补虚治法。

排脓汤治疗胃痈或肺痈等病。方中用甘草清热泻火解毒而缓急迫；桔梗宣肺利气排脓；生姜、大枣顾护胃气而调和营卫。四药合用，组成解毒排脓、调和营卫治法。

三、治寒湿结胸证

桔梗白散即三物白散，治疗因寒痰冷饮结聚于胸膈所致的胸胁或心下硬满疼痛的寒实结胸证；或"咳而胸满，振寒脉数，咽干不渴，时出浊唾腥臭，久久吐脓如米粥"的肺痈重症。方中巴豆之大辛大热，泻下冷积，散寒逐水，破结搜邪，且研如脂，不去油，则泻下破结之力更猛；贝母解郁散结化痰；桔梗开提肺气，载药上行，散结去痰，有助于水饮泻下，亦能宣肺排脓。三药为散，小量服用，组成温寒逐水、涤痰破结治法；或下寒泻结、宣肺排脓治法。分别适用于结胸与肺痈。

<h1 style="text-align:center">第二十四节 🌸 当归剂配伍</h1>

当归剂大致可分为三类：一是治疗血虚寒凝致手足厥寒的当归四逆汤及其衍生加味汤，用于血虚寒凝兼胃中有寒的当归四逆加吴茱萸生姜汤；二是治疗妇人

妊娠或腹痛，或下血，或胎动，或小便不利的当归散、当归芍药散、芎归胶艾汤、当归贝母苦参丸；另一类则为以运用当归为主而治疗湿热毒蕴狐惑酿脓或肠风下血的赤小豆当归散及寒疝腹中痛的当归生姜羊肉汤。一类以当归四逆汤为中心，二类以当归散为代表，另一类则以运用当归为主药而为特点。当然以上各方的主药都用的有当归。

一、治血虚寒凝的手足厥寒证

当归四逆汤治疗血虚寒凝、血脉不畅而致手足厥寒、脉细欲绝的证候。用当归、芍药养血和营；桂枝、细辛温经散寒；甘草、大枣补益中气；通草通行血脉。全方有和厥阴以散寒邪之功，调营卫以通阳气之效。当归四逆加吴茱萸生姜汤治疗血虚寒凝兼内有久寒所致手足厥寒、脉细欲绝、呕吐、下利、脘腹冷痛等症。因其是在当归四逆汤证的基础上兼内有久寒，故方用当归四逆汤加吴茱萸、生姜温中散寒，用清酒和水煎药，则更能增强活血祛寒之功。

二、治妇产病

当归散治疗血虚湿热所致妊娠下血、胎动不安、小腹疼痛、口苦尿黄等症。方取当归、白芍补肝养血，合川芎以舒血气之源；白术用意有三：一者益胃，致安气以养胎；二者胎系于肾，肾恶燥，能燥湿以生津；三者能致中焦所化新血，祛腰脐间之陈瘀。黄芩坚阴清热，减壮火汤而反于少火，则可以生气于脾土。仲景云其为"常服"之剂。

当归芍药散治疗妇人怀妊肝脾不和所致的腹痛或小便不利等症。重用芍药敛肝和营止痛；佐以当归、川芎调肝和血，配以茯苓、白术、泽泻健脾渗湿。本方即当归散去黄芩加茯苓、泽泻而成。因当归散证重在血虚而生湿热，胎动不安，故于芎、归、芍药养血之中，用白术除湿，黄芩除热，养胎安胎；当归芍药散则重在肝脾失调，气血郁滞，妊娠腹痛，小便不利，或足跗浮肿，故以当归散去黄芩以养血疏肝、缓急止痛、健脾祛湿；又因脾湿较盛，恐白术之力不足，则另加茯苓、泽泻利水药，以利湿消肿，组方之妙可谓至也。

芎归胶艾汤治疗阴血亏虚、冲任损伤所致的崩漏、胞阻或胎动不安等症。用芎、归、芍药加干地黄（即后世四物汤）养血和血；阿胶养阴止血；艾叶温经暖宫；甘草调和诸药；清酒以行药力。诸药合奏和血止血、暖宫调经之功，是历代妇科常用之要方。其与当归散、当归芍药散同为妇科用方，但因病机证治不同。当归散证在于肝血虚而生内热，脾不运而生湿，湿热内阻，胎动不安，故治在养血健脾、除湿清热；当归芍药散在于肝虚气郁，脾虚气弱，湿邪较盛，腹中拘急，绵绵作痛，或小便不利，足跗浮肿，故治在养血疏肝、健脾利湿；芎归胶艾汤则重在冲任脉虚，阴气不能内守，以致阴血下漏、腹中疼痛，故取四物汤加阿胶、艾叶、甘草、清酒以调补冲任、固经养血。因无湿滞，则不用茯苓、白术、泽泻；又无邪热，则不需黄芩。

三、治湿热毒蕴证

赤小豆当归散治疗湿热毒邪蕴结所致的无热、微烦、默默但欲卧、目赤如鸠眼、目四眦黑、痈脓已成、大便下血等症。方取赤小豆清热利湿，消肿排脓；当归主恶疮，活血解毒；更配以浆水调理脏腑。三药合奏清热排脓、镇痛止血之功。

四、治血虚寒凝的疼痛证

当归生姜羊肉汤治疗血虚有寒所致的寒疝腹中痛、胁痛里急及产后腹中绞痛等症。方用当归、羊肉辛甘重浊，温暖下元而不伤阴，佐生姜随血肉有情之品，引入下焦，温散其寒，则血虚得补，虚寒得温。《素问·阴阳应象大论篇》云："形不足者，温之以气；精不足者，补之以味。"此之谓也。赤小豆当归散与当归生姜羊肉汤有别。前者所主乃湿热毒蕴之狐惑酿脓或大便下血等症，故治在清热解毒、活血排脓，方以赤小豆为主，辅以当归、浆水；后者所主乃血虚寒盛之腹胁痛里急等症，则治在温中散寒、补血缓痛，以当归、羊肉兼补兼温，生姜宣散其寒。当归生姜羊肉汤证与当归芍药散证，主症皆为腹中痛，然前者为血虚有寒，筋脉失养，以腹中冷痛及胁痛、时有拘急为主，故以当归养血行血滞，生姜散寒行气滞，又以羊肉补气而生血；后者为妇人妊娠肝虚血郁，脾虚湿滞，以腹中胀痛拘急较轻、小便不利、下肢略肿为主，则用当归散内加茯苓、泽泻泻其水湿。

第二十五节 ❖ 防己剂配伍

防己剂是指含有防己的方剂，包括防己地黄汤、防己黄芪汤、防己茯苓汤、木防己汤、己椒苈黄丸等。

一、治血虚感邪、热邪扰神证

防己地黄汤治疗血虚生热，外邪乘虚侵袭，热扰心神所致如狂、妄行、独语不休、无热、脉浮等症。方中重用生地黄达两斤（1000 克）之多，又蒸绞浓汁，是侧重养血之大剂，是为君药，以养血清热。其余防己、防风、桂枝、甘草四味，分量极轻，又系渍取清汁，是轻而又轻，将祛风药置于养血药之中，意在养血以熄风，而防己、防风、桂枝疏风祛邪，甘草和中补气。但须注意无外感风邪而见狂妄谵语者，此方当禁止使用。

二、治风湿表虚证

防己黄芪汤治疗风水、风湿之表虚所致的身重、汗出恶风、脉浮，如风水在表，以面目肿、按手足凹陷而不起为特征；风湿在表，是以关节疼痛为主症。方中黄芪益气固表，木防己、白术除风湿，甘草、姜、枣调和营卫，以顾表虚。"服后当如虫行皮中"，此即卫阳振奋、风湿欲解之征，属微汗之剂，但表虚发汗，必基于托阳益气，调和荣卫，使卫阳振奋，驱邪外出，宜加注意。四药合用补卫固表，利水除湿，若腹痛加芍药以通血脉，产痛即止。

三、治阳虚水气不行证

防己茯苓汤治疗阳气失宣、水气不行所致的皮水、四肢浮肿，其肿处时有轻微跳动之感等症。方中防己、黄芪走表祛湿，使皮下之水从表而散，为行皮中水气主药；桂枝、茯苓通阳化水，使水气从小便而去；桂枝与黄芪相协，又能通阳行痹，鼓舞卫阳；甘草调和诸药，协黄芪以健脾，脾旺则可制水，预防肾水泛滥，以免加重水肿。该方为防己黄芪汤去白术加桂枝、茯苓而成，比较两方中药物的用量，防己黄芪汤中防己一两、黄芪一两一分，而防己茯苓汤的防己、黄芪各三两。它们虽均治水气在表，同用防己、黄芪、甘草以走表行水、制水，但显然防己茯苓汤证肌表之水特重，其祛除皮水作用甚强。

四、治水饮证

木防己汤治疗膈间有支饮所致的气喘胀满，心下痞硬，面色黧黑，小便不利，上气而渴，甚则其形如肿，脉象沉紧等症。方中防己擅行膈间水饮；桂枝通阳化气；石膏辛凉重坠，既能清解郁热，又能降逆定喘；人参益气补虚。患者服木防己汤之后，心下痞坚变为虚软，说明饮热互结渐散，水去气行，病即可愈。若心下痞坚仍在，说明水饮重又凝结，即"实者三日复发"，再用此方试探不愈，则知病情发生变化，断为饮盛热轻而兼气虚，治当通阳利水、软坚补虚，用木防己去石膏加茯苓芒硝汤治疗，即于木防己汤去石膏之辛凉（因不利于除饮），再加茯苓淡渗以导水下行、芒硝寒咸软坚破结，如此随症加减，共奏扶正通阳、软坚逐软之功，更合病情。

己椒苈黄丸治疗饮热交结于肠、气机不利所致的腹满、口干舌燥、大便秘结、小便短黄、浮肿、舌苔黄腻、脉沉弦有力等症。方中防己"苦以泄之"，渗透肠间水气；椒目"辛以散之"，并除"心腹留饮"，令水津上承，二味导水气从小便而去。葶苈入肺与膀胱经，而肺与大肠相表里，它"破坚逐邪，通利水道"（《神农本草经》），与大黄相伍，攻坚决壅，直泻痰热水气从二便而出。化蜜为丸，脾气得升，津液上潮，故方后云"口有津液"，是饮去病解之兆。若服药后反加口渴，则为饮阻热结，热滞于肠，故再加芒硝软坚破结，促其下泄。此即《黄帝内经》"热淫于内，治以咸寒"之义。

第二十六节 ❀ 白头翁剂配伍

白头翁剂是治疗湿热下迫、腐败气血致热利下重的白头翁汤，以及其衍生化裁而用于治疗阴虚血少，湿热未清之下利证的白头翁加甘草阿胶汤。

白头翁汤治疗湿热下迫，腐败气血，或肝热移于大肠，气机阻滞所致的腹痛、里急后重、下利便脓血、肛门灼热、口渴欲饮或阴痒、白带过多、苔黄、脉数等症。故用白头翁、秦皮配黄连、黄柏大苦大寒之品，寒能胜热，苦能燥湿，湿热去，下重必自除。该方四味相配，一派苦寒。共奏清热燥湿、凉血止利之功。

白头翁加甘草阿胶汤治疗阴虚血少、湿热未清所致发热、腹痛、里急后重、下利便脓血、舌红少苔、脉细数等症。故用白头翁苦寒清热、坚阴止利，加阿胶滋阴养血，甘草甘平和中缓急。合而形成苦寒清热、甘缓滋阴养血之复合法，共奏清热止利、养血缓中之效。

第二十七节 ❦ 橘皮剂配伍

橘皮剂指以橘皮为主加减的方剂，主要有橘皮汤、橘枳姜汤、橘皮竹茹汤等三个方剂。

一、治胃寒气逆证

橘皮汤用于治疗胃寒气逆而致干呕、哕逆之症。其症还有手足厥冷。其病因为寒邪犯胃，胃阳被遏，阳气不能达于四末，故手足厥冷；胃气因寒邪所阻，则失其和降而上逆，故干呕、哕逆。本证与手足厥冷与阴盛阳微之四逆汤证，在病变程度上有明显的区别，本证仅表现为轻度的寒冷，故用橘皮汤通阳散寒，和胃降逆。方中橘皮理气和胃、生姜散寒止呕，二者合用，使阳通寒去、胃气和降而诸症消失。

二、治气滞饮停的胸痹证

橘枳姜汤则是在橘皮汤基础上增加橘皮用量，另加枳实组成。主治胸痹轻症，病由气滞偏盛而水饮停蓄所致。因气滞不通，故胸中气塞、短气；水饮而上逆于胃，胃气上逆，故可见心下痞满、呕吐气逆等症。治宜行气化饮，和胃降逆。方用橘枳姜汤。方中橘皮理气和胃，宣通气机；枳实下气消痰；生姜化饮和胃降逆，三药合用使气行饮除，而疾病痊愈。与橘皮汤相比，二者均见胃寒气逆之证，故均用橘皮、生姜，然橘枳姜汤更兼气机痞塞为患，故加重橘皮用量，另加枳实以加强行气导滞之功。

三、治胃虚有热的哕逆证

橘皮竹茹汤主治胃虚有热而见呃逆证。病由胃中虚热、气逆上冲所致，其症当伴有虚烦不安、少气、口干、手足心热、脉虚数等。故治用橘皮竹茹汤补虚清热，和胃降逆。方中橘皮、生姜理气和胃降逆；竹茹清热安中；人参、甘草、大枣补虚。诸药合用，虚热得除，胃气和降，哕逆自愈。本方是在橘皮汤基础上加用人参、竹茹、大枣而成。人参、大枣有补虚之功，竹茹有清热之效，经过加减，将理气和胃散寒之方变为理气和胃补虚清热之剂。因此，也反映了仲景因证立法、随法变方的灵活辨证用药思想。

第二十八节 🌸 鳖甲剂配伍

鳖甲剂有两个方剂，包括鳖甲煎丸和升麻鳖甲汤。

一、治疟母痞块

鳖甲煎丸为治疗疟母之主方。疟病迁延过久，反复发作必致正气渐衰，疟邪则可假血依痰，深伏经隧，以致正气日衰，气血运行不畅，疟邪与寒热痰湿之邪及气血相搏结，结成痞块，聚于胁下而成疟母。疟母不消则寒热难除，故应"急治"，主用鳖甲煎丸。方中鳖甲化症块，除寒热，入肝络而搜邪；佐以射干（即乌扇）、桃仁、丹皮、芍药、凌霄花、赤硝、大黄破血逐瘀，通滞散结；协以鼠妇、䗪虫、蜂窝、蜣螂，以消坚杀虫，更增祛疟之力；葶苈、石苇、瞿麦利水道；柴胡、桂枝、半夏、厚朴、黄芩、干姜宣畅气机，平调寒热；人参、阿胶补益气血之不足；灶中灰则具有消症痕、祛坚积之功；更加清酒以行药势。诸药合用具有寒热并用、攻补兼施、行气化瘀、除痰消症之功，因而能起到破瘀消痞、杀虫止疟之效。

二、治阴阳毒

升麻鳖甲汤是治疗阴阳毒之主方。阴阳毒为感受疫毒所致。其面赤斑斑如锦纹、咽喉痛、唾脓血是阳毒的主症。血分热盛，故面部起红斑鲜明中锦纹；热灼咽喉故而疼痛；热盛肉腐，肉腐则成脓，故吐脓血。疾病早期邪毒未盛、正气未衰，易于治疗，故主以升麻鳖甲汤清热解毒散瘀。方中升麻、甘草清热解毒；鳖甲、当归滋阴散瘀；雄黄、蜀椒解毒。若出现面目青、身痛如被杖、咽喉痛，则为阴毒之主症，其是邪犯血脉、瘀血凝滞、阻塞不通所致。故仍以升麻鳖甲汤为主方解毒散瘀，而去雄黄、蜀椒，以防损其阴气。

上述二方均用鳖甲，是以同归为鳖甲剂范畴。用鳖甲者，均在于取其散瘀消症、滋养阴液之功。虽疟母与阴阳毒均有瘀血及阴伤为患，但病因病机、证候表现截然不同，故虽均用鳖甲，而组方配伍各不同。

第二十九节 🌸 滑石剂配伍

蒲灰散主治小便不利之证。因水湿内停，郁而化热，湿热下注而形成本证，可见小便不利、溲时茎中痛，或小腹急痛等症。故以蒲灰凉血消瘀，利水消肿。方由蒲灰、滑石二味药组成。蒲灰生用有凉血化瘀、消肿之功；滑石清热利湿，二药合用，有化瘀利尿泄热之功。本方亦用于治疗内有郁热，外有水肿之皮水证。病因为阳气被郁，不能达于上末，故还可见手足逆冷一症，以蒲灰散清湿热、利小便。水去则阳气得伸，而逆冷可除。此亦取法"通阳不在温，而在利小便"之意。

滑石白鱼散亦用于治疗小便不利之证。其证由湿热下注膀胱、迫血妄行所致。可见小便不利、小腹胀痛或有血尿、茎中刺痛等症。故治以滑石白鱼散以凉血止血，消瘀利小便。方由滑石、乱发、白鱼组成。方中滑石清热利湿；白鱼消瘀行血，《神农本草经》言其可治"小便不利"；乱发止血消瘀。诸药合用，是为治疗血淋之要药。

上述二方中均用滑石，因其有清热利湿故也。二方均用于治疗小便不利之症，功能为清热利湿消瘀。然前者反映出未至络脉受损或受损不重，故滑石仅与蒲灰相配伍；而后者，湿热内停较重，亦伤及阴络，故加用乱发、白鱼以增加消瘀止血行血之功。

第三十节 ❀ 矾石剂配伍

硝石矾石散主治肾虚挟有瘀血湿热之黄疸。可见腹部胀大甚至腹中有水、小便不利、大便色黑、时作溏泄、面色晦暗等症。治以硝石矾石散以消瘀化湿。方中硝石即火硝，能入血分消瘀活血；矾石烧后名为枯矾，可入气分清热化湿利水。二药有伤胃耗血之弊，故以大麦粥汁调服，以养胃气。

矾石丸主治内有干血、郁为湿热而下白带之证。证由经闭或经行不畅，干血内丰，郁为湿热，久而化腐所致。故以矾石丸作为坐药，纳入阴中治疗。方中矾石烧用能清热除湿以止带，佐以杏仁以润矾石之质枯，同时以蜜为丸，滑润易纳阴中。全方共用有除湿热以止带之功。

二方均用矾石，前者为湿热兼瘀，故配硝石以消瘀；后者质枯，故佐以少量杏仁以润之。二者均有湿热之病机，故均以矾石利湿清热。

第三十一节 🌸 大枣剂配伍

甘麦大枣汤主治脏躁证。此病多由情志不舒或思虑过度、肝郁化炎、伤阴耗液、心脾两虚所致。故治用甘麦大枣汤。方用小麦养心安神，甘草、大枣甘润补中肝急。三药相配伍有补益心脾、安神宁心之功。

葶苈大枣泻肺汤主治肺痈初起，痰热壅肺，邪实气闭之证。治以葶苈大枣泻肺汤泻水逐痰。方中葶苈苦寒，能开泄肺气，具有泻上逐痰之功；然又恐其峻逐伤及正气，故佐以大枣之甘温安中而缓和药性，使泻邪而不伤正。

二方中皆用大枣，然其作用各异，前者是取大枣甘温补益脾气之功，是为臣药；后者是用来防葶苈逐痰损伤正气，以之甘温安中而缓和药性，是为佐药。

第三十二节 🌸 枳实剂配伍

枳术汤主治脾虚饮停、气滞不行、饮气搏结于心下之证。症见胃脘痞满，或按之坚硬如盘，或小便不利等。方用枳术汤。方中枳实下气散结消痞，白术健脾燥湿利水。二者相配伍，具有行气散结、健脾利水之功。

枳实芍药散主治产后气血郁滞成实之腹痛证。症见小腹部胀满疼痛，痛甚可累及心胸烦闷，不得安卧等。方用枳实芍药散。方中枳实破气散结，炒黑并能行血中之气；芍药和血止痛；大麦粥和胃安中。三药合用，共奏行血活血之功，使气血宣通，腹痛烦闷诸症自除。

二方均用枳实以行气散结，然前者为脾虚饮停气滞所致，故兼用白术以健脾燥湿；后者因气血郁滞而成，故枳实炒黑，更能行血中气，并加用芍药以和血止痛。

第三十三节 🌸 蜀漆剂配伍

蜀漆散主治牝疟证，其病机为素体阳虚，阳气难以外达，或素有痰邪，阳气为饮邪所阻，致使疟邪阴分者多而并于阳分者少所致。故治以祛痰止疟之法。方用蜀漆散。方中蜀漆祛痰截疟，配云母、龙骨以助阳扶正，镇逆安神。牡蛎汤亦主治牝疟证，然其病机为阴邪固闭所致。故用蜀漆配以麻黄，佐以牡蛎以开阴邪之固闭，并用甘草调和诸药。诸药共用，寒去而疟自止。二方主治牝疟，均以蜀漆为主药，其配伍不同之原因在病机之区别。前者为阳邪陷阴，后者为阴寒闭固。故蜀漆散中配云母专升阳邪，更配纯阳之龙骨佐之；而牡蛎汤中，蜀漆配麻黄专开阴邪之闭固，更佐以散结之牡蛎，用甘草则取其调和之功。

第三十四节 🌸 乌梅剂配伍

乌梅在《伤寒杂病论》中出自乌梅丸一方，主治邪入厥阴、寒热错杂之蛔厥证。病由上热下寒、蛔虫内扰而成。因肠道有蛔虫，故病则常自吐蛔。又因病者上焦有热、肠中虚寒，蛔虫不安其位，内扰上窜，故烦。临床还可见剧烈腹痛、呕吐、心烦躁扰等症。若蛔虫内伏不扰，则心烦、腹痛等可自行缓解，诸症自可随之减轻，故原文曰"须臾复止"。进食则蛔虫争食而窜动，则心烦、呕吐、腹痛复作，故称"又烦"。痛剧时，气机受阻，阳气不达四末，故手足厥冷。方用乌梅丸。方中重用乌梅酸敛，更加醋渍，使其更酸，意在安蛔止痛为主。用大辛大热之细辛、干姜、附子、蜀椒、桂枝，其辛则可以伏蛔，温则可以祛下寒；用大苦大寒之黄连、黄柏，取其苦以下蛔、寒以清上热之功。方中更用人参、当归益气养血，扶助正气。前人云：蛔得甘则动，得酸则静，得苦则下，得辛则伏。本方酸辛苦甘并投，寒温互用，为清上温下、安蛔止痛之要方。本方寒温互用，具辛开苦降之意，故又治寒热错杂之久利。

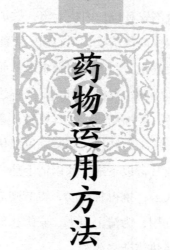

第二章

药物运用方法

《伤寒杂病论》是我国第一部理论与实践相结合的临床医学巨著，创立了辨证论治，理、法、方、药融于一体的理论体系，为后世医学的发展奠定了坚实的基础。"药有个性之特长，方有合群之妙用"，本章仅就张仲景《伤寒论》和《金匮要略》所载方药进行分析总结，介绍张仲景在《伤寒杂病论》中用药方面的特点。

《伤寒杂病论》中除清酒、苦酒、清浆水、潦水、甘澜水、白饮、米粥、白粉、人尿、裈等不便归类者外，常用药物约 130 余味，兹按各药性能功用，分别归类如下。

（1）解表药：麻黄、桂枝、生姜、细辛、防风、葛根、升麻、苏叶、柴胡、葱白、豆豉、大豆黄卷，计 12 味。

（2）清热药：石膏、知母、黄连、黄芩、黄柏、栀子、连翘、秦皮、白头翁、竹叶、栝楼根、石韦、白薇、败酱草、狼牙、生地、猪胆汁、猪肤，计 18 味。

（3）涌吐药：瓜蒂，计 1 味。

（4）泻下药：大黄、芒硝、甘遂、芫花、大戟、商陆、巴豆、麻仁、泽漆、蜘蛛，计 10 味。

（5）利水渗湿药：茯苓、泽泻、滑石、通草、葵子、苦参、白鱼、椒目、赤小豆、猪苓、薏苡仁、防己、文蛤、茵陈蒿、蒴藋叶，计 15 味。

（6）温里药：附子、干姜、蜀椒、川乌、吴茱萸、蛇床子、艾叶，计 7 味。

（7）行气药：枳实、厚朴、薤白、瓜子、白蔹、曲，计 6 味。

（8）活血祛瘀药：红蓝花、桃仁、戎盐、蛴螬、赤硝、水蛭、虻虫、紫葳、干漆、蜣螂、紫参、鼠妇、蟅虫、土瓜根、川芎、新绛、王不留行，计 17 味。

（9）化痰止咳平喘药：半夏、桔梗、旋覆花、贝母、皂荚、白前、蜀漆、栝楼、海藻、冬花、紫菀、杏仁、射干、葶苈子、桑白皮、蜂房，计 16 味。

（10）安神药：酸枣仁、龙骨，计 2 味。

（11）平肝熄风药：代赭石、牡蛎，计 2 味。

（12）补虚药：人参、白术、甘草、大枣、黄芪、百合、当归、阿胶、麦冬、天门冬、山茱萸、山药、小麦、鳖甲、玉竹、饴糖、芍药、羊肉、鸡子黄、粳米、太乙禹余粮，计 21 味。

（13）收涩药：乌梅、五味子、诃子、赤石脂、铅丹，计 5 味。

第一节 🌸 四气五味用药

药物都具有一定的性和味。所谓性是指药物的寒、热、温、凉四种药性，古代也称四气。气（性）是从药物作用于机体所发生的反应概括出来的，是与所治疾病的性质相对而言。味是指药物的辛、甘、酸、苦、咸、淡等，是药物的最基本滋味。每一种药物都具有气和味，药物气味配伍是组方之本，也是张仲景制方的核心和关键所在。在四气的应用方面，如麻杏石甘汤、大青龙汤等，均以麻黄配石膏以治表寒里热证；黄连汤、栀子干姜汤以黄连配干姜治上热下寒证；半夏泻心汤、生姜泻心汤均以芩连配干姜治寒热错杂证等。在五味应用方面，如辛开苦降，诸泻心，既用辛温之姜夏，又用苦寒之芩连，是辛开苦降法极好的楷模，经历代医家研究，凡病在中焦以下至少腹而又是寒热错杂、痰热互结、脾胃不和、胃热火郁等症，皆可应用；辛甘发散为阳，如桂枝的辛散与甘草的甘即辛甘发散以扶助阳气，不致因寒邪所伤而发汗无力；辛散酸收，桂枝汤以桂枝配芍药，一散一收，使汗而不过，敛而不闭。小青龙汤以干姜、细辛配五味子，标本同治，使散而不伤正，收不留邪。另外还有酸甘化阴、甘淡利湿、甘补苦泻等，均是仲景对五味的灵活应用。

一、据四气（性）配伍

《素问·至真要大论篇》曰："寒者热之，热者寒之"，"治寒以热，治热以寒，而方士不能废绳墨而更其道也。"这是中医的治疗原则，也是张仲景制方的原则及特点。

1. 治寒以热

指运用温性或热性药物减轻或消除寒证的方药，即"疗寒以热药，疗热以寒药"（《神农本草经》）。如《伤寒论》中的四逆汤、干姜附子汤，用干姜、附子回阳救逆逐寒。甘草干姜汤专复胸肺之阳。半夏汤散寒逐痰涎。白通汤葱白、干姜、附子疗脾肾阳虚，阴寒内盛。当归四逆汤、当归四逆加吴茱萸生姜汤治血虚久寒。理中汤温中散寒、健脾胜湿。附子汤大温大补，治阳虚寒盛的身体痛、手足寒、骨节痛、背恶寒。麻黄细辛附子汤温经发汗，既解太阳表寒，又散少阴里寒的太少两感证。吴茱萸汤温暖中焦，降逆止呕。甘草附子汤、桂枝附子汤去风湿温经散寒。

2. 治热以寒

指能减轻或消除热证的方药，一般属于寒性或凉性，即所谓"治热以寒"，"热者寒之"。如《伤寒论》中大黄黄连泻心汤，清热泄痞，治心下痞属于热证。白头翁汤治脓血相杂的热痢。栀子柏皮汤清解湿热治阳黄，栀子豉汤治热扰胸膈而见的心胸烦热证。治热证多用辛凉苦寒的大黄、黄连、黄芩、秦皮、黄柏、石膏、知母、栀子等药物，方药组成很少配有温热之药，白虎汤中为顾护胃气，配有甘草、粳米等。可见，只要辨热证无疑，且可大胆应用寒凉之剂。

3. 寒热并用

所谓寒热并用，指寒性和热性药物合并使用，用以治疗寒热错杂证，此乃张仲景用药的独创和特色，富有玄妙和阴阳互根的哲理之处。《素问·至真要大论篇》曰："谨察阴阳所在而调之，以平为期。"《医碥》曰："寒热并用者，因其人有寒热之邪夹杂于内，不得不用寒热夹杂之剂。"

以下是仲景常用的几种寒热药物并用之法。

一是上热下寒：如栀子干姜汤治胸中有热、脾有寒之上热下寒证，栀子清胸膈烦热，干姜温脾祛中焦之寒。黄连汤治胸中有热、胃中有寒、腹中痛、呕吐下利的上热下寒证。黄连清胸中之热，干姜、半夏、桂枝温胃中之寒，人参、甘草、大枣培土补中。麻黄升麻汤治上热下寒、阴阳错杂之证，其组方用药更为复杂，黄芩、知母、天冬、石膏、甘草清热利咽治上，麻黄、升麻升阳解毒。茯苓、白术、干姜温下健脾利湿治泄利。当归、葳蕤养血滋阴。干姜黄芩黄连人参汤治胃热在上、肠寒在下的寒热相格之证。黄连、黄芩清胃热，干姜、人参温下补中。以上各方共同特点是上热下寒，药物寒温互用，以除难治之证。

二是寒热互结：邪热入胃，寒热互结于心下，阴阳不调，脾胃升降失常的心下痞证。如半夏泻心汤、生姜泻心汤、甘草泻心汤证。以半夏泻心汤为基础方，灵活变通。方取干姜之辛热，半夏、黄芩、黄连之苦寒，辛开苦降，散结消痞；人参、甘草、大枣，温脾健运。

三是寒热错杂：如乌梅丸温清结合，寒热兼施。苦寒的黄连、黄柏配辛温辛热的干姜、附子、细辛、蜀椒，清泻火热和温脾肾散阴寒并用，再合乌梅酸甘敛阴、生津止渴，从而补养肝血，宣通血脉，使上焦清和、下焦温暖，阴阳之气顺接。病杂药杂，杂而不乱，配伍有序，药证病机相符，其症自除。此类组方配伍方法值得仔细玩味。

四是真寒假热：通脉四逆加猪胆汁汤证和白通加猪胆汁汤证，皆是真寒假热的寒热错杂证。阴寒于内，格阳于外，干姜、附子辛热纯阳，回阳破逆，破里之阴寒。猪胆汁苦寒，益阴和阳。白通加猪胆汁汤治阴寒下利，厥逆无脉，其人面赤，厥冷假热并见，阳气无所附而欲脱。干姜、附子辛热温阳；葱白通阳；人尿咸寒苦降，反佐辛热，寒热互制，以防其偏。病气与药气相从，因势利导，避免阴阳格拒。

五是外寒里热：如《伤寒论》第39条"伤寒，脉浮缓，身不疼，但重，乍有轻时，无少阴证者，大青龙汤发之"。《伤寒论》第38条"脉浮紧，发热恶寒，身疼痛，不汗出而烦躁者，大青龙汤主之"。所述为外有表寒而里有郁热。麻黄、桂枝、生姜、杏仁辛温气薄，发汗解表；石膏辛甘大寒，质重沉降，泄热于内；甘草、大枣益中扶正。共奏表里双解、寒热两除之效。

二、据五味配伍

不同的药味，有其不同的治疗作用，不同味的药物相配，会产生新的治疗作用或增强治疗效果，仲景用药既重视气，又重视味，更重视气味配伍的综合作用。

1. 辛与酸味相伍

辛味药具发散、行气、行血之作用，酸味药具收敛、固涩作用。辛味和酸味配伍使用，散中有收，收中有散、散不太过，收不滞气留邪。如桂枝汤、小青龙汤、小建中汤，方中桂枝辛温发散、芍药酸寒敛阴。小青龙汤中辛温的麻黄与酸寒的芍药、五味子相配，一散一敛、一温一寒，散敛相兼，寒温并用，解表和营，止咳化饮。

2. 辛与苦味相伍

辛味能散能开，苦味能通能降。辛苦合用，辛开苦降，散结消痞。如泻心汤类用半夏、干姜辛开温通，黄连、黄芩苦寒降泄，以达散结消痞作用。小陷胸汤中黄连苦寒，半夏辛温，散结化痰去饮。柴胡桂枝干姜汤，从气味上讲，柴胡、桂枝、干姜辛散，黄芩、栝楼根苦降，苦辛通降，开通结气，疗少阳兼痰浊互结。正如叶天士所言，"泄厥阴以舒其用，和阳明以得其腑，药取苦味之降，辛气宣通矣"（叶天士《临证指南医案》）。

3. 辛与甘味相伍

辛散甘补和中，辛甘为阳。如小建中汤中桂枝辛温，饴糖甘温，辛甘相伍，化生阳气，温中补虚。厚朴生姜半夏甘草人参汤中厚朴、生姜、半夏辛开散结，宽中除满，人参、甘草甘补健脾，辛甘配合，消补兼施，阴阳和调而升降顺。甘草干姜汤中干姜味辛，甘草味甘，辛甘化阳，专复胸中阳气。桂枝与甘草相配，辛甘化阳，振心阳之气，治脉结代、心悸，疗效显著。

4. 酸与甘味相伍

酸敛酸收，甘补和中，酸甘相伍，化阴生津。如芍药甘草汤中芍药味酸，甘草味甘，酸甘化阴，以益阴血，缓急止痛。四逆散、小建中汤中的芍药、甘草皆取酸甘化阴、缓急止痛之意。

5. 苦与咸味相伍

苦能下能泄，咸能软坚散结泻下。苦咸相伍，软坚泻下之力更强。如大承气汤中大黄苦寒，芒硝咸寒，二药相伍，寒以胜热，苦以泻火，咸以软坚，共收泄热润燥导滞、通便除满之功。

6. 酸与苦味相伍

酸敛酸收，苦泄苦下，合用则一敛一泄，一收一下。如再配辛味，可散可发。代表方如乌梅丸。乌梅丸中乌梅酸平，黄连、黄柏苦寒，蜀椒、细辛、附子、桂枝、干姜辛热，当归、人参甘温。全方寒热并用，酸、苦、辛兼备，敛、泄、散相间，扶正祛邪兼施，趋利避害，纠偏防过，组方精巧，配伍讲究，是治疗寒热错杂证的良方。

第二节 ❋ 七情配伍用药

"七情"（单行、相须、相使、相畏、相恶、相反、相杀）是方剂配伍的重要法则。仲景对七情的应用可概括为以下规律：

一为同类相须。即将性味相同、功用相似的药物相须为用，以增强疗效。如治疗太阳病的麻黄汤，以麻黄与桂枝辛温发汗，用于太阳表实证。治疗阳明病的白虎汤，以石膏与知母辛寒清热，用于阳明经实证；大承气汤以大黄与芒硝泻下实热，用于阳明腑实证。治疗太阴病的理中丸以人参与白术治太阴脾气虚证。治疗少阴病的四逆汤以附子与干姜逐阴回阳，能走能守，用于少阴阳衰阴盛的厥逆证。治疗厥阴病的吴茱萸汤以吴茱萸与生姜温胃散寒、降逆止呕，治厥阴肝寒的胃痛呕逆。

二为异类相使。即将两种功效各异的药物进行配伍，以一药为主、另一药为辅，辅药能增强主药疗效，且两药相辅相成，相互促进，提高疗效。如麦门冬汤、竹叶石膏汤中麦冬配伍人参；干姜黄芩黄连人参汤中干姜配伍人参，大黄黄连泻心汤、附子泻心汤中大黄配伍黄连；附子汤中参附互用以益气补阳；大承气汤中枳、朴配芒硝行气以通腑；桂枝加厚朴杏子汤，厚朴配杏仁以治咳喘胸满；泻心汤用芩、连配大黄以清热通下；真武汤中术、附相配温阳利水。

三为相畏相杀。相畏即一种药物的毒性反应或副作用，能被另一种药物减轻或消除。相杀即一种药物能减轻或消除另一种药物的毒性或副作用。《伤寒论》中常用半夏与生姜相配伍，如小青龙汤、诸泻心汤等，生姜可杀半夏毒，故半夏属相畏而生姜属相杀。此外，大寒、大热、大毒、大猛方（如白虎汤、四逆汤等）中每配甘草，众所周知，甘草具有多方面的解毒效应，所以作用亦与此有关。

四为相恶。相恶，即两药合用，一种药物能使另一种药物原有功效降低，甚至丧失。如生姜泻心汤中生姜恶黄芩，生姜温胃的功能与黄芩清胃的功能互相牵制而疗效降低，故佐以人参、甘草和大枣补脾胃之虚。

五为相反。相反即两种药物合用，能产生或增强毒性反应或副作用。如甘草反甘遂，因此，仲景在十枣汤方中用大枣代替甘草。

第三节 🌸 用药组方配伍特点

一、用药数量特点（以《伤寒论》为例）

1. 单味药组方

《伤寒论》中有 6 方是单味药，如文蛤散、蜜煎方、猪胆导法、猪肤汤、甘草汤、烧裈散。单味药治病，病情比较单纯，选用一种药物即能获效。如大便秘结用蜂蜜煎成坐药塞入肛门导便，少阴阳虚咽痛用猪肤，邪热侵犯少阴咽痛的轻症用甘草等。

2. 二味组方

《伤寒论》中有 11 方是由二味药组成的，占总方的 9%。如甘草干姜汤、芍药甘草汤、干姜附子汤、桂枝甘草汤、栀子豉汤、栀子干姜汤、大黄黄连泻心汤、赤石脂禹余粮汤、瓜蒂散、桔梗甘草汤、苦酒汤。从组成方药看与甘草相配的有 4 方，以调和药性为主；具有共性药物配伍的有干姜与附子、大黄与黄连；有苦寒与辛温相配的如栀子与干姜。

3. 三味组方

《伤寒论》中有 20 方是由三味药物组成的，占总方的 17%。如调胃承气汤、四逆汤、芍药甘草附子汤、栀子甘草豉汤、栀子生姜豉汤、栀子厚朴汤、大陷胸汤、小陷胸汤、白散方、十枣汤、小承气汤、茵陈蒿汤、栀子柏皮汤、麻黄细辛附子汤、麻黄附子甘草汤、桃花汤、半夏散及汤、白通汤、通脉四逆汤、枳实栀子豉汤。三味药配伍构思精巧，针对证的病机也较复杂，已广泛显现三药相用的对药特点，从而达到互相辅佐或互相制约，提高疗效之目的。

4. 四味组方

《伤寒论》四味药物组方的有 24 方，占全书方剂的 21%。如麻黄汤、葛根芩连汤、桂枝去芍药汤、桂枝去芍加附子汤、麻杏石甘汤、苓桂术甘汤、茯苓甘草汤、桂枝甘草龙骨牡蛎汤、抵当丸、大陷胸丸、附子泻心汤、黄芩汤、甘草附子汤、白虎汤、大承气汤、吴茱萸汤、四逆散、干姜黄芩黄连人参汤、白头翁汤、四逆加人参汤、理中丸、通脉四逆加猪胆汁汤。四味组合是仲景方药君臣佐使配伍的较高形式和方剂配伍的典范。

5. 五味组方

《伤寒论》五味药物配伍组方的有17方，占全书方剂的15%。如桂枝去芍药加附子汤、白虎加人参汤、厚朴生姜半夏甘草人参汤、茯苓四逆汤、五苓散、真武汤、桃核承气汤、桂枝加桂汤、桂枝人参汤、桂枝附子汤、桂枝附子去桂加白术汤、猪苓汤、桂枝加芍药汤、黄连阿胶汤、附子汤、白通加猪胆汁汤、真武汤。

6. 六味组方

《伤寒论》六味药物组方的有 8 方，占全书方剂的 7%。如桂枝加附子汤、桂枝去桂加茯苓白术汤、桂枝加芍药生姜各一两人参三两新加汤、小建中汤、甘草泻心汤、黄芩加半夏生姜汤、麻子仁丸、桂枝加大黄汤。

7. 七味组方

《伤寒论》七味药物组方的有 17 方，占全书方剂的 15%。如桂枝加葛根汤、桂枝加厚朴杏子汤、桂枝麻黄各半汤、桂枝二麻黄一汤、桂枝二越婢一汤、葛根汤、小柴胡汤、大青龙汤、大柴胡汤、桂枝去芍药加蜀漆龙骨牡蛎救逆汤、柴胡桂枝干姜汤、半夏泻心汤、旋覆代赭石汤、黄连汤、当归四逆汤、牡蛎泽泻散、竹叶石膏汤。

8. 八味以上组方

《伤寒论》中八味药物组方的有 5 方，占全书方剂的 4%。如葛根加半夏汤、小青龙汤、柴胡加芒硝汤、生姜泻心汤、麻黄连连翘赤小豆汤。九味药物组方的有 3 方，占 2%。如柴胡桂枝汤、炙甘草汤、当归四逆汤加吴茱萸生姜汤。十味药物组方的有 1 方，如乌梅丸。十二味药物组方的有 1 方，如柴胡加龙骨牡蛎汤。十四味药物组方的有 1 方，如麻黄升麻汤，占全书方剂的比例极小。

从方剂药物组成数看，四味药最多，共24首方，占总方的21%；三味药20方，占总方的17%；五味药、五味药各17方，各占总方的15%；八味药以上仅占4%。充分显示《伤寒论》具有药味少、药量大、效力专的组方特点。

二、用药组方特点

1. 组方严谨，药随法出

我们常讲仲景经方的法度严谨，法度体现在何处，并非体现在《黄帝内经》提出的君、臣、佐、使与"君一臣二佐三"的法度中。它主要体现在三个方面：首先是不囿于某种程式，而是紧扣病机，根据病证的具体情况制方；再就是证中寓法，法贯方中；第三则是组方的完整性与有序性上。试看其依法据证，药随证出之实例，如治"胸痹之病，喘息咳唾，胸背痛，短气"之典型病证，则取法于宽胸化痰、通阳散结，用栝楼宽胸化痰，薤白通阳散结，白酒煎药以行药性，以助通阳散结之用，是为栝楼薤白白酒汤证。若胸痹进一步发展而出现"心痛彻背，背痛彻心者"，为痰浊上逆，闭阻胸阳所致，则加半夏以降逆化痰，是为栝楼薤白半夏汤证。若心中痞气，气上抢心，而致胸痹胸满者，则变易为枳实薤白桂枝汤法，方中除仍沿用栝楼、薤白外，去白酒，加枳实、厚朴、桂枝组成。因酒性升散，与气逆相背，故去之；厚朴、枳实可降气泄满，桂枝既可平冲，又可通阳，故加之。上述诸方证皆紧扣胸痹病证的变化而组方用药，显现出仲景方证相对的严谨法度。所以唐容川说："（仲景）用药之法，全凭乎证，添一证则添一药，易一证则易一药，观此节用药，便知其义例严密，不得含糊也。"

2. 方药配伍，主次有序

仲景组方配伍用药，主次分明，井然有序。纵观《伤寒杂病论》诸方，皆有主药，如百合诸方之用百合、桂枝汤诸方之用桂枝等。其次为辅治药，如麻黄汤用桂枝助其发汗解表。再次为兼治药，如麻黄汤用杏仁以治伴见的咳喘证。最后则为佐使药。《伤寒杂病论》的佐使药有三种用法：一为佐制，为消除或减弱主、辅药的毒性或烈性而用，如十枣汤中，大枣即是；二为反佐，乃因病邪盛，可能格拒用药，稍配与主药相反药性的药物，如白通加猪胆汁汤，即在姜、附热药中反佐苦寒之猪胆汁；三为调和药，以调和诸药之性，《伤寒杂病论》中不少方配伍一甘草即是。《伤寒杂病论》虽非拘泥于《黄帝内经》"君一臣二佐三"等组方程式，但亦可谓实践《黄帝内经》君臣佐使组方原则的典范，每方皆在依法据证组织中达到其完整和有序的统一。

3. 主药为体，切中机要

仲景组方，方中主治之药并非局限于方中某一味主药，凡在方中针对主要病机，起主要治疗作用的药物皆可称之为主治之药，有一味、两味，也有三味。如瓜蒂散中之瓜蒂，葶苈大枣泻肺汤之葶苈子，皂荚丸之皂荚，既为主药，也为主治之药；越婢汤中的麻黄、石膏，射干麻黄汤中的射干、麻黄，麻黄汤中的麻黄、桂枝，两味药俱为方中的主治之药；十枣汤中的大戟、甘遂、芫花，三味药亦皆为方中主治之药。由此看来，凡病情单一者，可取单味药为主治药；若病情较为复杂，或有两方面以上病机相兼为病者，其主治药就须根据病证及药物性能配伍组方。如百合地黄汤证，心肺阴虚有热，百合为主药，但只能治其肺阴虚有热的一面，不能胜任心阴虚有热的证治，只有配伍生地黄，才能心肺阴虚并治，所以，百合、地黄均为方中的主治药。再如越婢汤证取麻黄、石膏相伍，麻黄宣肺解表力强，石膏清解邪热力强，若单用麻黄宣散则热不得泄，单用石膏清泄则邪热透泄不畅，两者合用，也是方中主治之药。仲景唯求主治之药能切中机要而用，是其组方的一大特点。主治之药，已切其病证，若有兼症，则加其治兼症之药，若无兼症则仅加一两味调和药。所以，这也是仲景之方用药精练、药味较少的原因所在。主治之药也把握着全方的主治方向。如麻黄汤、麻杏石甘汤、麻杏薏甘汤三方皆有麻黄、杏仁、甘草三味，三方的主治作用不同，即因方中的主治之药有一味之差。麻黄汤主治之药为麻黄、桂枝发散风寒，也就成为全方的主治作用；麻杏石甘汤主治药为麻黄、石膏，作用为清宣肺热，则全方作用也因此而定；麻杏薏甘汤主治药为麻黄、薏仁，作用为散寒除湿，则全方因而主治寒湿痹证。所以，柯韵伯言"于麻黄汤去桂枝之辛热，加石膏之甘寒……一加一减，温解之方，转为凉散之剂矣"（《伤寒论翼》），即为此意。

4. 用药取舍，唯求合宜

取两三味乃至四五味药物配伍为仲景组方之常。所以徐灵胎说："古圣人之立方，不过四五味而止，其审药性，至精至当，其察病情，至真至确。方中所用之药，必准对其病，而无毫发之差，无一味泛用之药，且能以一药兼治数症，故其药味虽少而无症不该。"仲景组方之精当，主要体现在其用药取舍，唯求合宜。如五苓散由茯苓、猪苓、白术、泽泻、桂枝组成，为治水总剂；若将猪苓换成生姜，则为茯苓泽泻汤，以治呕渴反复的水饮证；仅用方中的白术、泽泻，量皆加大，泽泻尤重，则为治水饮上逆眩冒的泽泻汤；若仅用猪苓、茯苓、白术三味，则为治饮病方愈、饮水复作的猪苓散；若仅用五苓散中的茯苓、白术、桂枝三味，加入甘草，则为治饮停中焦的代表方苓桂术甘汤；若用白术换成大枣，则为治饮蓄下焦欲作奔豚的茯苓桂枝甘草大枣汤；若由茯苓、猪苓、泽泻再加阿胶、滑石，则成为治水湿化热兼阴虚的猪苓汤。凡此七方，主用药仅茯苓、猪苓、泽泻、白术、桂枝五味，通过此五味的出入变化，再合以生姜、大枣、甘草、滑石、阿胶等味，即组成了各有专攻的经典之方。如病情复杂，非众药共济不能为功时，仲景亦组以大方，如治疟母证的鳖甲煎丸用药多达23味。因其病为疟邪久羁，正气已虚，假血依痰，结积于胁下，既要祛邪又要扶正，既要行气化痰又要利水化瘀消，故主以鳖甲软坚散结；因疟邪传犯在三阳经，故组合治三经的代表方——小柴胡汤、桂枝汤、大承气汤；因癥结而去壅缓之甘草，因下虚而去破气直下之枳实，又加入化瘀之鼠妇、䗪虫、蜣螂、蜂窝、桃仁，消痰之赤硝、半夏，行气之乌扇、葶苈，利水之瞿麦、石韦，祛瘀积之热之丹皮、凌霄花，扶正之人参、白术、阿胶等，如此则正合病证之治。虽用药颇多，仍不失其规范，即多而不乱、繁而不杂。正如景岳所谓，"观仲景之方，精简不杂，至多不过数味，圣人之心，自可概见。若必不得已而用行中之补，补中之行，是亦势所当然"（《景岳全书》），可谓一语中的。许元培称："不知圣人初无从简之心，惟是合宜以治耳。仲景……用多用寡，两不相伐，故得其要者，多也不杂，不得其要，少亦不专，不穷确然之理，而以品味多寡为衡，是崇末而遗本也已。"（丹波元坚《药治通义》引）正说明仲景根据病情而方证相对的用药法则。

《伤寒论》中方配伍精，药味少，疗效佳，内涵深远，用药多样，思维多向，是中医临床疗效的基石与核心。重点放在药物性味功能配伍上，性味组合是方剂配伍的关键，仲景善于灵活运用药对，重视临床疗效，不拘于方剂药味的多寡，更不拘于方剂配伍的君臣佐使，使中医方药配伍理论和实践得到了空前的提高和发展。方药应用重在方—证—药对应，靶点是证，不是病，以病机为基础，注重人体的生理机能和病理反应，主治明确，一目了然，确立了方证治法的用药思维模式。配伍严谨，严而不死，活而不乱，有是证用是方，随症治之，加减变化丝丝入扣，彰显了东汉以前中医临床医学和辨证施治及药物性味配伍理论的最高水平。配伍处处体现平衡、和谐，着眼于安全、有效，注意纠偏，充分发挥性味配伍的减毒和增效作用，力求最佳配伍和最佳疗效。

三、用药注意功能配伍

1. 攻补兼施

如十枣汤，芫花、甘遂、大戟苦寒攻逐水饮，其性猛烈，泻下力强；大枣甘平，益脾补气，缓和药性，攻补兼施，祛邪不伤正。大柴胡汤用大黄、枳实、黄芩、柴胡苦寒清热泻结之力更强；用大枣十二枚及酸寒的白芍，以缓急补虚敛阴，补泻配伍精妙。白虎加人参汤中生石膏、知母苦甘寒清热泻火；粳米、炙甘草甘平；人参甘温，补气生津，助其正气，益其真阴，补泻相间，泄热生津。厚朴生姜半夏甘草人参汤治疗汗后表解，损伤脾阳，腹胀满者，虚实并举，脾虚气滞，实中挟虚，补脾、宽中、除满并用。

2. 升降两行

就人体脏腑功能而言，肝、脾、肺具有升、散、疏的特点，胃、肠、肾具有降、沉的特性。脏腑功能靠升降平衡来维持正常运行。若该降不降、应升不升，就会出现病态。升降药同用，使升不过亢、降不过沉，互制其偏，达到升降有序，升清降浊，出入正常。仲景善用此法，如麻黄汤中麻黄宣肺配伍降肺的杏仁。桂枝汤用具升散性的桂枝、生姜辛温通阳，用凝聚性的芍药、甘草、大枣敛阴，以制其升散太过。小青龙汤中麻黄、桂枝、甘草升散解表；干姜、细辛、半夏温化在里寒饮；五味子、芍药、甘草酸甘化阴，既防升散太过，又防温燥生热，且具升降散敛并行之意。半夏泻心汤中半夏、干姜和黄芩、黄连辛开苦降，实具升降阴阳、调整气机之作用。旋覆代赭汤中旋覆花、代赭石、生姜、半夏降逆止呕；人参、甘草、大枣补益胃气，升发脾阳之气，和胃降逆，升降有序，诸症得除。

3. 表里双解

仲景强调"外证未解""当先解表"，先表后里，若表证与里证（四逆汤证）同时存在，而里证居主要矛盾时，应"急当救里"，里证解除，表证尚在时，"急当救表"。表里同病，当表里双解。如《伤寒论》第34条"太阳病，桂枝证，医反下之，利遂不止；脉促者，表未解也，喘而汗出者，葛根黄芩黄连汤主之"。《伤寒论》第163条"太阳病，外证未除，而数下之，遂协热而利，利下不止，心下痞硬，表里不解者，桂枝人参汤主之"。葛根黄芩黄连汤和桂枝人参汤证，都属于表里同病，表证未罢并里证下利，均有止利治里、解表散邪之效，同属表里双解法。再如大青龙汤、桂枝二越婢一汤中麻黄、桂枝配伍石膏，麻黄和桂枝解肌发表，石膏清里热。

4. 散敛相间

辛味药多具散、行特点，酸味药多具敛、涩作用。临证病情复杂多变，单纯用某味药难以奏效，把不同特点、不同功能的药物恰到好处地配伍在一起，是仲景方药的创新和亮点。如小青龙汤中麻黄、桂枝、细辛发散外寒，芍药、甘草、五味酸甘敛阴，一散一敛，辛散酸敛，共处一方，免其发散太过。桂枝汤中桂枝辛温发散，芍药敛阴和营，散中有敛，调和营卫，不致伤阴。四逆散中柴胡辛、苦微寒，散邪透表解郁；芍药益营和阴，使阳气升发，邪气外透，阴阳顺接；柴胡与枳实，辛开苦降，化郁散结。仲景运用此类方剂的共同特点，散敛相间，化害为利，散中有收，收中有散，散不伤正，敛不恋邪。

5. 制毒纠偏

半夏配伍生姜，生姜解半夏毒；十枣汤中芫花配伍大枣；大承气汤中大黄配伍甘草、附子配伍甘草等。

6. 引经报使

如粳米、炙甘草、生姜、大枣引药入脾胃，肝胆经用柴胡，阳明胃肠用石膏、大黄，厥阴肝经用吴茱萸，引药上行用桔梗等。

7. 化阳化阴

辛甘化阳如甘草干姜汤中甘草配伍干姜，桂枝甘草汤中桂枝配伍甘草等。酸甘化阴如芍药甘草汤、芍药甘草附子汤中芍药配伍甘草。

8. 寒热并用

如附子泻心汤中大热之附子与苦寒之大黄、黄连、黄芩相配，黄连汤、半夏泻心汤、生姜泻心汤及甘草泻心汤中苦寒的黄连配伍辛热的干姜，小柴胡汤中苦寒的柴胡、黄芩配伍辛温的半夏、生姜。

9. 刚柔相济

如附子汤、真武汤中附子配伍白芍，竹叶石膏汤、麦门冬汤中麦冬配伍半夏等。

10. 攻补兼施

如十枣汤中甘遂、大戟、芫花配伍大枣，黄芩汤中黄芩配伍炙甘草和大枣等。

四、用药组方善用对药

仲景组方用药注重配伍，充分发挥每味药的功效，善使用"药对"，更是仲景一大特长。例如桂枝一味药通过不同的配伍，可发挥多种不同的功效。如桂枝汤，桂、芍相伍，一阴一阳，调和营卫；麻黄汤，桂、麻相伍，增强发汗之功；黄连汤，桂枝与干姜相伍，温中逐寒；五苓散，桂、苓相伍，化气行水；桂枝人参汤，桂、参相伍，补虚解表；炙甘草汤，桂枝、生地相伍，滋阴补阳；桃核承气汤，桂枝、大黄相伍，化瘀泄热。又如附子的配伍应用，配干姜回阳救逆，配白术温散寒湿，配薏苡仁缓急止痛，配大黄温阳通便，配乌头峻攻阴邪等，不胜枚举。

第四节 ✿ 八法的运用

"八法"即汗法、吐法、下法、和法、温法、清法、消法、补法的合称，它是根据八纲证候和方药的主要治疗作用与功能归纳出来的，并用于指导临床各种证候的立法、选方和用药。八法不同于一般的具体治疗方法，它是针对一类相同病机或病性的病证确立大法，其适用范围较广，且带有一定法则性和指导意义，有"八法之中，百法备也"之说，因此又被称作"治疗大法"或"治疗法则"。"八法"的理论基础可溯源于《黄帝内经》，"因其轻而扬之，因其重而减之，因其衰而彰之"，"其高者因而越之，其下者引而竭之"，"寒者热之，热者寒之"，"坚者削之，结者散之，留者攻之"等，后世医家也不断对此进行补充和发展。

《伤寒杂病论》虽无八法之名，然有八法之实，如麻黄汤、桂枝汤的汗法；瓜蒂散的吐法；大、小承气汤的下法；小柴胡汤的和法；理中汤、附子汤的温法；白虎汤的清法；炙甘草汤的补法；半夏泻心汤的消法。这些为后世的治疗学和方剂学奠定了坚实的基础。《伤寒杂病论》中还体现了八法的结合应用。如乌梅丸以辛热之干姜与苦寒之黄连并用，体现了温清互用；麻杏石甘汤以辛散的麻黄与甘寒的石膏并用，体现了清散并用；三泻心汤以降逆止呕的半夏与补气的人参相配，体现了降补并用。

因《金匮要略》是治疗杂病的专书，其治法更加明晰，故而这里以《金匮要略》为例来说明八法在仲景书中的应用。该书中对杂病的治疗，主要按脏腑辨证的原理，根据不同病证所表现的具体症状以及不同的发展阶段，用汗、吐、下、和、温、清、消、补诸法加以治疗，为后世临床研究，提供了不少宝贵的法则和经验。

一、汗法

汗法是通过药物内服或针灸等各种治疗手段，以疏解肌表，宣通肺气，调和营卫，疏通血脉，使在表、近表之邪从汗而解，又称解表法。《金匮要略》虽以治疗杂病为主，但发汗解表法的应用亦十分广泛，凡邪气在表，或病势有外出趋向者，均可施之以汗法。主要适用于：①杂病病邪在表或病位近表，可从表解；②里病兼有表证，宜先表后里或表里两解；③杂病因感受外邪而起。载有痉病、湿病、痰饮病、咳嗽上气、腹满、黄疸病、水气病、产后病等十多种病证。由于病证不同和个体差异，《金匮要略》中在具体运用汗法时又有不同，通过对《金匮要略》所载 30 余首方剂的分析，大体具有发汗解表、发汗平喘、发汗消肿、发汗止痹、发汗退黄、微汗除湿、温阳发汗、生津发汗止痉、发汗散寒止痛等功效，代表方如葛根汤、小青龙汤、越婢汤、麻黄加术汤等，临床上可根据不同病证予以相应的治疗。此外，《金匮要略》对汗法的治疗禁忌也有明示，明确指出"病""疮家""衄家""亡血家""淋家""下利清谷"者，不可轻易用汗法，如用之不当，可伤津耗气，以致变证丛生，引起不良后果。

二、吐法

吐法是通过内服催吐药物、局部刺激探吐等治疗手段，使病邪从口中排出的一种治法，又称涌吐法。《金匮要略》中吐法主要适用于病在脘上或在表之实证，且有脉浮大或泛恶欲吐之脉证，以瓜蒂、藜芦为催吐的主药。具体治疗的病症有：宿食、酒疸、中挟湿、痹病、手指臂肿等，并明确了吐法的治疗禁忌为：①禁用于中下焦疾病；②禁用于阴液亏耗疾病；③禁用于妇人妊娠疾病。

三、下法

下法是通过药物内服、针灸等各种治疗手段，以泻下通便、攻逐水饮、驱除虫积，使病邪从下窍外出的一种治法，又称攻下法。《金匮要略》应用下法所治病证广泛，病位多端，所载条文计有 30 余条，方剂 20 多首，病证 10 多种。凡肠胃积滞而致大便不通，或燥屎内结，热结旁流，湿热痢疾，痰饮，腹水，虫积，黄疸，瘀血，热结发狂等病症，均可使用下法。由于病症有寒热虚实不同，下法又有寒下、温下、润下、逐水、驱虫之别。又因患者体质有强弱，病邪有兼夹，故下法又常与其他治法并用，如表证未解里实已成，宜先解表后攻里，或表里双解；虚实夹杂的便秘，则应与补法同用，以攻补兼施。《金匮要略》下法，是在"下者，引而竭之"思想指导下，因势利导的具体运用。如痉病、痹病、腹满寒疝、宿食病、脾约、痰饮、水气、呕吐、下利、肠痈，以及妇人妊娠、产后病、杂病等。在《金匮要略》中属下法的方剂大体有：寒下的大承气汤；温下的大黄附子汤；润下的麻子仁丸；逐水的十枣汤、己椒苈黄丸；攻瘀的抵当汤等。而各法兼用的，有寒下散结的大黄牡丹汤；通腑去饮的厚朴大黄汤；水血俱除的大黄甘遂汤；清泻湿热的茵陈蒿汤；除满解表的厚朴七物汤等。下法疗效可靠，但是我们在运用下法时必须掌握分寸，适时攻下，配伍恰当，顾及兼症，还要掌握下法禁忌证和误下后变证的处理。①未成腑实，仅见心下硬满而不拒按，或属无形邪热郁于阳明经，但见面唇色赤、呕吐频繁者，不可孟浪从事。②因阳虚推动无力，症见腹胀痛、不大便、脉沉无力、四肢不温者，不可苦寒攻下，只能温通寒积。胃中虚冷者更不宜强攻，否则必致胃阳伤败，浊气上逆而呃逆不止。③泻下剂除润下较为缓和外，其余均属峻烈，故孕妇忌用。新产后，月经期，年老体弱，营血素虚或津伤失血者，均应慎用。④得下止服，下后糜粥自养。

四、和法

和法是通过药物内服、针灸等各种治疗手段，以和解表里、调和脏腑阴阳气血、祛除病邪的一种治法。又称和解法。和法的适用范围较广，凡邪在半表半里，或肝脾不调、肠胃不和、营卫气血失调等，均可使用和法。《金匮要略》所用和法，从广义范畴来看，有如下几种：①和解少阳，如小柴胡汤；②调和营卫，如桂枝汤；③调和肝脾，如当归芍药散；④调和肠胃，如半夏泻心汤、黄芩加半夏生姜汤，前者主治胃而兼治肠，后者主治肠而兼治胃。

五、温法

温法是通过药物内服、针灸等各种治疗手段，以驱除寒邪、扶助阳气、温通经络的一种治法。又称温里法。《金匮要略》运用温法的原则，主要是协调阴阳，温养脏腑，促使气血调和，元真通畅，以及祛除寒邪、水湿、痰饮、瘀血等。概而言之，其治法可分为如下14种：①解表温里，如乌头桂枝汤；②温中止呕，如生姜半夏汤、半夏干姜散、吴茱萸汤；③温阳祛湿，如桂枝附子汤、白术附子汤、甘草附子汤；④温经散寒，如乌头汤、附子汤；⑤温经通脉，如温经汤；⑥温经止血，如胶艾汤；⑦温中散寒，如人参汤、大建中汤、附子粳米汤；⑧温中补虚，如小建中汤；⑨温中止血，如柏叶汤、黄土汤；⑩温血散寒，如当归生姜羊肉汤；⑪温化痰湿，如甘草干姜汤、小青龙汤；⑫温肾助阳，如八味肾气丸；⑬回阳救逆，如四逆汤；⑭温下腑实，如大黄附子汤。温法主要适用于里寒证。凡寒邪直入脏腑，或因汗吐下太过、治不如法误伤阳气，寒从中生，甚至亡阳虚脱，或寒凝筋脉，或素体阳虚等，均可用温法治疗。换言之，除表寒还需辛温解表之外，其余一切寒证皆属温法的治疗范畴。

六、清法

清法是一种通过药物内服、针灸等各种治疗手段，以清泻里热、祛除火热之邪的治法，又称清热法。清法是《金匮要略》重要治法之一，用以治疗百合病、狐惑病、阴阳毒、瘅疟、温疟、历节化热、虚劳虚烦不得眠、虚热肺痿、肺痈、痰饮化热、消渴、热淋、水气病挟热、黄疸、吐血衄血、便血、实热呕吐、下利、肠痈、浸淫疮、妇人热入血室、湿热带下、阴中生疮等病证。涉及条文 70 余条，方剂 40 余首，药味达 60 多种。主要治法有：①清热化湿法，如甘草泻心汤、赤小豆当归散、茵陈蒿汤、白头翁汤等；②清热泻火法，如泻心汤；③滋阴清热法，如麦门冬汤、百合地黄汤、酸枣仁汤；④清热凉血逐瘀法，如大黄牡丹汤、下瘀血汤；⑤清热生津法，如白虎加人参汤。清法主要适用于里热证。凡外感六淫入里化热，五志化火，脏腑内热，阴虚内热，火热毒邪引起的痈肿疮疡等，均可用清法治疗。

七、消法

消法是通过药物内服、针灸等多种治疗手段，以消坚散结或消食导滞，将气、血、痰、食、水、虫等塞滞积聚而成的有形实邪渐消缓散的一种治法，又称消散法。消法是《金匮要略》治疗杂病的重要手段，可以将其归纳为如下三方面：①消瘀法："瘀血"之名是张仲景在《金匮要略》中首次提出的，并用活血化瘀法治疗各科疾病，开后世治疗血瘀证之先河。消瘀法用于治疗疟病、虚劳、肝着、黄疸、妇人病、阴阳毒、肺痈、肠痈等病证，用方有鳖甲煎丸、大黄䗪虫丸、旋覆汤、桂枝茯苓丸、温经汤、当归芍药散等。揭示瘀血既成，病机已非单纯，往往气滞、寒凝、痰阻、水停、热郁等兼夹错杂，治法上也比较复杂，包括行气活血、益气活血、温经活血、攻逐瘀血结滞、行瘀逐水、活血化湿、化瘀消症、活血祛风、解毒活血散瘀、缓消瘀血、活血止血等不同治法。②消痈法：仲景根据痈脓之成否，分别采用泻热消痈和排脓消痈法。泻热消痈法如大黄牡丹汤；排脓消痈法如薏苡败酱散。③消痰法：其治法根据痰停部位不同，可分别采用豁痰通阳法、导滞化痰法。豁痰通阳法用于痰饮痹阻于胸之胸痹，如栝楼薤白白酒汤、栝楼薤白半夏汤；导滞消痰法为痰滞于肺或气道而设，如皂荚丸、半夏厚朴汤。消法的应用范围较广，凡由气、血、痰、湿、食等塞滞逐渐形成的积聚痞块，均可用消法治疗。消法的内容也是非常丰富的，凡活血化瘀、消食导滞、软坚散结、祛湿化痰等逐渐消除体内有形实邪的治法，均应属于消法的范畴。

八、补法

补法是通过药物内服、针灸等各种治疗手段，以滋养、补益脏腑气血阴阳，治疗各种虚损病证的一种治法，又称补益法。补法是以《黄帝内经》"虚则补之""损者益之"等为理论依据而立论的。《金匮要略》补法有补气、补血、补阴、补阳四类。补气法以黄芪、甘草为主药，常配伍桂枝、小麦等药，适用于气虚的病证，如黄芪桂枝五物汤、小建中汤、黄芪建中汤等；补血药以当归为主药，常配伍芍药、泽泻、羊肉、阿胶、黄芩等药，适用于血虚的病证，如当归芍药散、当归生姜羊肉汤、胶艾汤等；补阴药以麦冬、百合、薯蓣、酸枣仁为主药，常配伍半夏、地黄、当归、知母等药，适用于阴虚的病证，如麦门冬汤、酸枣仁汤、百合地黄汤、薯蓣丸等；补阳法以炮附子、干姜为主药，常配伍地黄、白术等药，适用于阳虚的病证，如人参汤、通脉四逆汤、肾气丸。此外，仲景在《金匮要略》中根据具体病因病机采用两种或两种补法同时使用的方法，大致有以下几种：①气阴两补法，如白虎加人参汤、竹皮大丸；②阴阳双补法，如桂枝加龙骨牡蛎汤、小建中汤、肾气丸；③气血阴阳俱补法，如薯蓣丸。故而《金匮要略》中仲景运用八法治疗杂病，辨证精细，立法严谨，方药配伍精练，用法灵活巧妙，为后世医学奠定了坚实的理论基础。

第五节 ❧ 一药多用

一药多用是经方巧妙用药的另一种形式，《伤寒论》有113方，用药仅91种，可见用药重复率较高，往往同一药物反复出现在不同功效的方剂中，一药多用的基础是"一药多能"，仲景借助药物的配伍来发挥同一药物的多种效能，出现频率较高的有三味药：桂枝、附子、人参。

1. 桂枝

《本经疏证》认为仲景用桂枝作用有六：一和营，如桂枝汤；二通阳，如桂枝甘草汤；三利水，如五苓散；四下气，如桃仁承气汤；五行瘀，如桃仁承气汤；六补中，如小建中汤。在《伤寒杂病论》中用桂枝组方达77首（《伤寒论》42

首，《金匮要略》35首），各方主治都有新意。如桂枝汤之用桂枝与芍药、生姜、甘草、大枣配伍，是取其辛甘化阳、酸甘化阴、宣散与收敛、发汗与安中生津相互整合的作用，而治疗中风表虚之外感；五苓散之用桂枝与茯苓、猪苓、泽泻、白术配伍，是取其辛平甘淡以渗泄，宣阳行气、淡渗利水相互整合的作用，而治疗小便不利之蓄水证；桃核承气汤之用桂枝与桃仁、大黄、芒硝、甘草配伍，是取其辛苦开泄、甘咸散瘀、宣通与攻泻相互整合的作用，而治疗少腹急结、其人如狂的下焦蓄血证；小建中汤之用桂枝与饴糖、甘草、芍药、大枣、生姜配伍，是取其辛甘化阳、酸甘化阴、宣散、温补、甘苦相须的整合作用，而治疗虚劳里急腹中痛；黄连汤之用桂枝与干姜、半夏、人参、黄连、甘草、大枣配伍，是取其辛甘化阳、辛苦开泄、寒热互济、升降并施的整合作用，而治疗上热下寒、邪滞中焦之腹痛欲呕；乌梅丸之用桂枝与黄连、乌梅、当归、蜀椒、干姜、人参、黄柏、附子、细辛配伍，是取其酸苦辛甘与宣阳行气、敛阴安中相互整合作用，而治疗寒热错杂之蛔厥；炙甘草汤之用桂枝与生地、阿胶、麦门冬、麻仁、人参、大枣、清酒配伍，是取其辛甘化阴、甘苦坚阴、宣通与滋补相互整合的作用，而治疗气血虚弱、心气不足之脉结代、心动悸证。桂枝之用途，在《伤寒杂病论》中还有很多，此处不再枚举。

2. 附子

附子配干姜，如四逆汤用治亡阳厥逆证，姜附合用，则一走一守，动静相合；配甘草，如四逆加人参汤，其一可温阳气，其二可制附子辛烈之性，防止阳回阴伤之弊；配桂枝，如桂枝加附子汤桂附合用，可温阳散寒祛湿止痛，可用治风湿痹痛；配生姜，如真武汤等姜附合用，旨在祛湿利水；配人参，如乌梅丸，参附合用，则回阳救脱之力更盛，后世的参附汤实脱胎于此；配芍药，如真武汤等，附芍合用一散一收，一刚一柔，附子温阳，芍药顾护真阴；配白术，如附子汤附术合用，以附子壮肾阳使水有所主，白术健脾阳使水有所制，为治水温开一法门；配大黄，如附子泻心汤，大黄清热，附子顾护卫阳。

3. 人参

人参第一功用在于补，一补脾，如理中丸；二补胃，如甘草泻心汤；三补肺胃，如竹叶石膏汤；四补肝，如吴茱萸汤；五补心，则侧重于脉，因脉生于营，营属心，如白虎加人参汤用之暑病脉虚，四逆加人参汤用于脉微，通脉四逆汤用于脉不出，炙甘草汤用之脉结代。其次在于和，一般都认为小柴胡汤为少阳和解之剂，实际上，柴、芩是解邪，用参乃和解而调停之等。

第六节 ❀ 毒性药物剂型

《伤寒论》全书载方 113 首，含有毒性药物者 55 方，占总数的 48.7%；共用药物 91 味，其中毒性药物 16 味，占总数的 17.6%。其毒性药物分别为大戟、巴豆、水蛭、半夏、瓜蒂、甘遂、杏仁（略有毒性）、芒硝、附子、芫花、虻虫、商陆、蜀椒、蜀漆、吴茱萸、铅丹。其中附子使用的频率最高，达 19 方，其次是半夏 16 方，杏仁 9 方，芒硝 3 方，甘遂、吴茱萸、蜀漆、水蛭、虻虫各 2 方，余皆为 1 方。进一步正确认识仲景对毒性药物的运用，让毒性药物服务于临床，确保临床用药安全，具有重要的意义。

《伤寒论》中含有毒性药物的 55 方的方药剂型中，主要有汤、丸、散三种剂型，其中汤剂 47 方、丸剂 4 方、散剂 4 方，仲景根据药性、病情、体质等确定使用恰当的剂型。

汤剂是中医临床应用最为广泛的剂型，吸收快，药效发挥迅速，便于调整加减，还可以通过煎煮药物方法的不同降低药物的毒性，为适应急危重症和疑难杂症的需要，应用毒性药物时经常使用此种剂型。虽然同为汤剂，但是也有些许细小的差别，如煎煮毒性药物的用液、毒性药物的使用方法、煎煮毒性药物时药液剂量的控制等。

仲景通过实践经验，体会到汤剂用水的重要性，对煎煮毒性药物的用液非常讲究，主要有水、麻沸汤、潦水、苦酒、清酒等。如条文第 155 条曰："心下痞，而复恶寒汗出者，附子泻心汤主之……上四味，切三味，以麻沸汤二升渍之，须臾，绞去滓，内附子汁，分温再服。"方中大黄、黄连、黄芩三味药皆苦寒，长时间煎煮，厚味俱出，药液中有效成分浓度增大，服药后必下走大肠而致泻下，所以用"麻沸汤二升渍之，须臾"，不必煎煮，仅用开水浸泡短时，取其轻清之气以泄心下热壅而消痞。同时，附子则要求另煮久煎，取其药力醇厚以温经扶阳，且降低其毒性，将两种药汁混合服下，各司其职，发挥泄热消痞、扶阳固表之效。

仲景在汤剂中使用毒性药物时，根据毒性药物各自不同的特性，采用不同的使用方法，应用灵活多变，既充分发挥了药物的治疗作用，也保证了用药安全。如条文第112条曰："伤寒，脉浮，医以火迫劫之，亡阳必惊狂，卧起不安者，桂枝去芍药加蜀漆牡蛎龙骨救逆汤主之……上七味，以水一斗二升，先煮蜀漆，减二升，内诸药，煮取三升，去滓，温服一升。"方中蜀漆为常山幼苗，味苦辛，性温有毒，具有涤痰开窍之效，先煮蜀漆，可以缓解毒性，减轻其毒副反应。条文第134条曰："太阳病，脉浮而动数……大陷胸汤主之……上三味，以水六升，先煮大黄取二升，去滓，内芒硝，煮一两沸，内甘遂末，温服一升，得快利，止后服。"本方要求最后纳入甘遂末，是因为甘遂峻泻逐水之有效成分难溶于水，必须冲服甘遂末才能充分发挥药效。

　　仲景使用毒性药物，在制作汤剂时，通过控制药液剂量的变化，一方面能够达到减少或降低药物毒性的目的；另一方面可以控制煎煮药物的时间，克服了古代计时不方便的困难。《伤寒论》使用毒性药物的汤剂中，煮取小部分的方剂有31方，煮取一半的方剂有3方，煮取大部分的方剂有7方，去渣再煎的方剂有6方。煎煮药物时药液剂量煮取小部分的方剂占了很大的比例，如原文第35、23、25、43、20条等，煎煮药物时药液剂量煮取一半的方剂有原文第175、104、107条，煎煮药物时药液剂量煮取大部分的方剂有原文第124、69、173、152、312、155、397条，煎煮药物时去渣再煎的有原文第161、149、157、158、96、103条。

　　《伤寒论》使用毒性药物的丸剂有抵当丸、大陷胸丸、麻子仁丸和乌梅丸，仲景应用毒性药物使用丸剂的主要目的是峻药缓攻、顾护胃气。《伤寒论》中关于丸剂制作方法的阐述非常清楚，同时对于丸剂的体积大小和服法也有论述。如原文第131条曰："病发于阳而反下之，热入，因作结胸；病发于阴而反下之，因作痞。所以成结胸者，以下之太早故也。结胸者，项亦强，如柔痉状。下之则和，宜大陷胸丸……上四味，捣筛二味，内杏仁、芒硝，合研如脂，和散，取如弹丸一枚；别捣甘遂末一钱匕，白蜜二合，水二升，煮取一升，温顿服之。一宿乃下，如不下，更服，取下为效。禁如药法。"白蜜甘缓顾正，本方药力虽然峻猛，但是采用加蜜煮丸法，可以使邪祛而不伤正，属于峻药缓攻之剂。

　　《伤寒论》中散剂同丸剂一样，虽然所占数量并不多，但是仍然有着不可替代的作用，使用毒性药物的散剂有白散、瓜蒂散、半夏散和牡蛎泽泻散。这些散剂一般都是将药物分别捣筛后混合均匀而成，通过米汤或豆豉煎汤调服，既可缓解药物之毒，又可顾护胃气。原文第141条曰："寒实结胸，无热证者，与三物小陷胸汤，白散亦可服……上件三味为末，内巴豆，更于臼中杵之，以白饮和服。"本方药力峻猛，需要根据患者的体质确定用量，用米汤调服，既可以顾护胃气，又可以缓解巴豆之毒。因药物毒性较强，只能服用极少量，所以制成散剂，便于控制用量。原文第166条曰："病如桂枝证，头不痛，项不强，寸脉微浮，胸中痞硬，气上冲喉咽，不得息者，此为胸有寒也。当吐之，宜瓜蒂散……上二味，各别捣筛，为散。"本方有毒，涌吐之力峻猛，临床使用时必须用法得当，瓜蒂熬黄，与赤小豆各等分，分别研细末，混合均匀，用豆豉煎汤冲服，从小剂量开始，逐渐加量，中病即止。

仲景对《伤寒论》中毒性药物的方药剂型选择对于临床安全用药具有十分重要的意义，使所选用的方药针对所治疾病的主症准确发挥其预期功效，体现了仲景遣方用药的严谨法度。

第七节 ❖ 药量、药味的增减应用

唐容川称"仲景用药之法，全凭乎证，添一证则添一药，易一证亦易一药"，这是对仲景加减用药的总结，仲景用药既有按法立方、据证用药的严格原则，又有依病化裁的灵活变化。

一、药量变化

通过药物剂量的增减，使原有处方增加或改变了功用。如桂枝加桂汤，加重桂枝用量，变桂枝汤以平冲降逆；桂枝汤倍用芍药加饴糖，名小建中汤，以缓急止痛；又如桂枝配伍芍药这一药对，通过比较桂枝汤、桂枝加芍药汤、桂枝加大黄汤、桂枝加桂汤的功效可得：当桂枝的药量与芍药的用量相等时则功效重在调和营卫，当桂枝的药量大于芍药的用量时则功效重在平冲降逆，当桂枝的药量小于芍药的用量时则功效重在温脾和络。四逆汤和通脉四逆汤中药味相同，但通脉四逆汤是由四逆汤重用附子、倍用干姜而成。因而，方用四逆汤可回阳救逆，方用通脉四逆汤则可破阴回阳、通达内外。《伤寒杂病论》中最具有代表性的同药异名的三个方剂是：小承气汤、厚朴三物汤与厚朴大黄汤。这三个方组成的药物都是大黄、厚朴、枳实。而小承气汤用大黄四两为君药，用枳实三枚为臣药，用厚朴二两为佐使药，旨在荡泻实热内结，治疗阳明腑实之腹中痞满、便秘、潮热、谵语等症；厚朴三物汤用厚朴八两为君药，用枳实五枚为臣药，用大黄四两为佐使药，旨在破滞行气、宽中除满，治疗中焦气机痞塞之胸腹胀满；厚朴大黄汤用厚朴一尺，大黄六两并而为君，用枳实四枚为臣使，旨在开胸泄饮，治疗水饮内停胸膈的胸胁逆满、咳喘倚息不得卧之支饮证。可见药同而量不同，方剂的作用则大相径庭。

二、药味增减

仲景的方药应用，重在与病机相应，然后随症状而灵活加减，如太阳中风证，用桂枝汤调和营卫，解肌发汗；若阳虚漏汗者，加附子，形成桂枝附子汤；若兼项背拘急不舒者，加葛根，即成桂枝加葛根汤；再如桂枝加厚朴杏子汤，即于桂枝汤原方中增入"厚朴二两、杏仁五十枚"，便可治疗素有喘痰而又兼新感者；桂枝加芍药汤，即于桂枝汤原方中将"芍药增量至六两"，便可治疗外感误下，脾气不和之腹满时痛者；桂枝加桂汤亦是桂枝汤原方中增加"桂枝用量至五两"，便可治疗"气从少腹上冲心"的奔豚病；再如桂枝去芍药汤，即于桂枝汤原方中去掉芍药一味，便可治疗因太阳病误下，胸阳不振而致的"脉促、胸满者"；若再在桂枝汤原方中去掉芍药、生姜、大枣，即名桂枝甘草汤，便可治疗心阳不足的"心下悸，欲得按者"。

第八节 ❀ 顾护胃气，保存津液

胃气主要指维持胃腑功能的基本物质，也包括胃腑的功能和作用。胃气是胃腑受纳和腐熟水谷、化生水谷精微的功能活动及其在五脏六腑、四肢百骸的反映，是胃腑中促进和维持其生理活动的基本物质。胃气的内涵有广义和狭义之分，狭义指胃腑功能，广义则泛指脾胃共同运化水谷的功能。广义的胃气是指人之正气，狭义的胃气是指脾胃的生理功能。胃气的本义只能是胃的生理功能，因脾与胃表里相关，因而胃气又指脾胃的生理功能，而脉有胃气、色有胃气、舌有胃气，则不能作为胃气概念内涵。胃气内涵广泛，主要归纳为五个方面：一是指维持胃功能活动的物质基础，二是对以脾胃为核心的消化系统的功能状态的概括，三是指胃的生理特性，四是指脉的柔和之象，五是指舌苔形成的主要因素。多数研究者认为，"保胃气"治疗思想的理论来源于《内经》。仲景继承了《内经》的学术思想，着眼于"治病必求其本"的理念，调和阴阳、抗病祛邪，将保胃气的思想贯穿于《伤寒论》的始终，并集中在辨证、六经传变、审察病机、诊断预后、治法用药以及煎药调护等方面。

用药时顾护胃气。用药时以顾护脾胃为中心，以不伤胃气为原则。《伤寒论》中保胃气的治疗方法有健脾养胃法、顾护脾胃法、温胃散寒法、温降痰饮法、和胃祛邪法、通胃法、清胃法、滋阴养胃法、饮食护胃法以及急下存阴法。

煎药调护保存胃津。仲景在药物的煎服方法上强调重视胃气，"保胃气、存津液"。在煎法上有米熟汤成、先煎、去滓重煎等。在服法上有少少服之、借粥补养等。

治疗禁忌中重视胃气。祛邪的同时不要伤到胃气。仲景在多次论述用汗、吐、下或汗、吐、下太过所引起的各种不良反应时，旨在强调顾护胃气，把祛邪而不伤正作为治病的准则。

《伤寒论》保胃气思想为后世医家创立并发展脾胃学说奠定了坚定的理论及实践基础。最具代表的是李东垣所著的《脾胃论》。另外，清代吴鞠通《温病条辨》中五承气汤的运用，将其顺承胃气的理论运用到了极致。以"存一分津液，便有一分生机"贯彻温病治疗的始终，亦即保胃气、存津液。

保存津液有以下几方面：一防过汗伤津，如桂枝汤的发汗要适度；二防过下伤津，如小承气汤的服法，"初服当更衣，不尔者尽饮之，若更衣者勿服之"；三急下存阴，如少阴三急下证；四清热生津，如白虎汤。

第九节 ❀ 平衡阴阳

《素问·调经论篇》云："阴阳均平，以充其形，九候若一，命曰平人。"《素问玄机原病式》云："殊不知一阴一阳之谓道，偏阴偏阳之谓疾，阴阳以平为和，而偏为疾，万物皆以负阴抱阳而生，故孤阴不长，孤阳不成。"《素问·至真要大论篇》云："谨察阴阳所在而调之，以平为期。"中医认为疾病发生的关

仲景方药运用法

键是阴阳平衡失调，故临证审察阴阳变化，用药物调理，以达"阴平阳秘"，是治病的最终目的。以下谨对仲景平衡阴阳大法及用药特色做一探讨。

一是调和营卫。卫为阳，营为阴，营卫失调，阴阳亦失调；若营卫谐和，则阴阳亦谐和。《伤寒论》第12条云："太阳病中风，阳浮而阴弱，阳浮者热自发，阴弱者汗自出……桂枝汤主之。"太阳中风，卫阳浮盛于外，与邪抗争，故发热；又因卫阳不固，营阴失守，故汗自出，因营阴相对卫阳而不足，故曰"阴弱者汗自出"。此为太阳中风，卫强营弱，致营卫失调。桂枝汤为调和营卫的代表方，方中桂枝、生姜辛温解肌祛风助卫阳；芍药、大枣酸甘敛阴益营阴，加甘草调和诸药，亦可调和营卫。《伤寒论》第53条云："病常自汗出者，此为荣气和，荣气和者，外不谐，以卫气不共荣气谐和故尔。以荣行脉中，卫行脉外，复发其汗，荣卫和则愈，宜桂枝汤。"病常自汗出，也有营卫失调者，其主因是卫气不能顾护于外，营气虽和，而卫气不与之谐和，营自行脉中，卫自行脉外，两者相离，致营阴失固而自汗出。此杂病汗出，亦可用桂枝汤复发其汗，使营卫和谐，阴阳平衡。

二是扶阳益阴。《金匮要略》所论虚劳病，多因五劳、六极、七伤致脏腑气血阴阳俱虚，或阴损及阳，或阳损及阴，使阴阳平衡失调。小建中汤、黄芪建中汤、桂枝加龙骨牡蛎汤皆能调理气血阴阳，其中小建中汤用辛甘药以扶脾阳，用酸甘药以养胃阴，乃调理脾胃阴阳的典范。脾为阴（湿）土，胃为阳（燥）土，脾胃又是后天之本，气机升降之枢纽，治疗必须阴阳互调，否则补阳则伤阴，滋阴则碍阳。小建中汤是桂枝汤变化方，也是调理脾胃阴阳的基础方，徐灵胎云："桂枝汤外证得之为解肌调和营卫，内证得之为化气调和阴阳。"方中桂枝、生姜配胶饴、炙甘草辛甘化阳，以振奋脾阳；芍药配胶饴、炙甘草酸甘化阴，以顾护胃阴。尤在泾《金匮要略心典》即认为："是方甘与辛合而生阳，酸得甘助而生阴，阴阳相生，中气自立。"另外，小建中汤除芍药外，其他药物均为甘温之品，故本方又侧重甘温建中，扶阳益阴，使阴阳平衡协调。

三是阴中求阳。五脏皆含阴阳二气，阴中有阳，阳中有阴，阴阳衡动互生，维持生命运动。其中以肾中阴阳二气尤为重要，因肾为水火之脏，阳气之根，内寄真阴真阳，是生命之根本。《素问·上古天真论篇》云："肾者主水，受五脏六腑之精而藏之。"肾之阴精滋养五脏六腑，灌溉四肢百骸，肾之阳气是机体活动的原动力。肾之阴阳平衡，则诸脏阴阳平衡；若肾之阴阳偏颇失衡，则机体阴阳失衡，疾病丛生。《金匮要略》肾气丸是治疗肾阳虚的代表方，但其用药却着眼于调理肾之阴阳二气。方中以桂枝、附子为主药温肾阳；辅干地黄、山茱萸、山药滋肾阴，助肾阳；佐茯苓、泽泻、丹皮利水饮，通阳气，活血脉。本方虽以温补肾阳为主旨，用药却突出滋补肾阴，温补肾阳药仅用少量，凸显了仲景治疗肾阳虚的用药特色，此配伍思路源于"阴中求阳"及"少火生气"之理，后来《景岳全书》亦明确提出："善补阳者，必于阴中求阳，则阳得阴助而生化无穷。"因肾阳为阴中之阳，命火为水中之火，故欲补肾阳必于阴中求阳。对肾阳虚的患者，假如重用桂、附，必然燥动肾中虚阳，甚至耗伤肾阴。

四是通阳降阴。清阳出上窍，浊阴出下窍，清阳居上，浊阴居下，机体阴阳上下衡动制约，始终处于平衡状态。在病理情况下，阳虚则阴盛，阴盛则阳虚；阳虚失之制约，则阴邪乘虚上逆，阴逆则阳更伤或阳气遏阻不通。《金匮要略·胸痹心痛短气病脉证治》云："夫脉当取太过不及，阳微阴弦，即胸痹而痛，所以然者，责其极虚也。今阳虚知在上焦，所以胸痹、心痛者，以其阴弦故也。""太过不及"与"阳微阴弦"，反映诊脉辨证，应首辨阴阳是否平衡协调及邪正盛衰。"阳微"即上焦阳虚，胸阳不振，谓之"不及"；"阴弦"即下焦痰浊水湿阴寒之邪偏盛，谓之"太过"。上焦阳虚，下焦阴盛，阴阳失衡，阴阳相搏，阴邪乘虚痹阻胸胃，致胸阳或胃阳遏阻不通，即发生胸痹、心痛。栝楼薤白白酒汤、栝楼薤白半夏汤、枳实薤白桂枝汤、人参汤、桂枝生姜枳实汤皆能通阳、扶阳，并能降浊、抑阴。此通阳降阴法，可调畅上、中、下三焦阴阳之气，使阳通阴降，以恢复清阳出上窍、浊阴出下窍的生理常态。又如桂枝加桂汤、茯苓桂枝甘草大枣汤治疗心阳虚，下焦寒气上逆，或下焦寒饮欲逆的奔豚，亦是通过通阳降阴，使上、下焦阴阳恢复平衡状态。

五是损阳就阴。阴阳互根，阴虚则阳亢，阳亢则阴虚。《金匮要略·妇人产后病脉证治》用小柴胡汤治疗产后郁冒，即反映了损阳就阴法的具体应用。原文曰："亡血复汗，寒多，故令郁冒"，"所以产妇喜汗出者，亡阴血虚，阳气独盛，故当汗出，阴阳乃复。"产妇汗出多是产后常见现象，因产后阴亏而阳有余，汗出可散解体内阳热之气，使阴阳处于相对平衡状态。郁冒为产后津血亏耗，阳气亢逆，又感受寒邪致肌表腠理闭塞，汗不得出，同时体内阳热之气郁遏不得外散，反而向上冲逆。"血虚而厥，厥而必冒"，厥，即逆也，乃血虚阳气亢逆上冲。"冒家欲解，必大汗出"，郁冒的解除，须用药物治疗使周身微微汗出，邪热随汗外散，即所谓"损阳就阴"法，俟阳热之气消减，阴阳之气则趋于平衡协调。所谓"必大汗出"，并非指大发其汗，亦非麻黄汤所宜。小柴胡汤扶正达邪，和利枢机，宣通上下，通达表里，故既能散解邪热，又能补益津血，使阴阳平衡协调。另外，小柴胡汤和解少阳枢机，既可转邪外出，又可防邪深入，治疗邪在半表半里、半阴半阳之疾病，亦显示了该方和调阴阳的作用。

六是阴阳贯通。阴阳应衔接顺畅，相互贯通，保持"五脏元真通畅"，若阴阳不能贯通则病生。《伤寒论》厥阴病第337条曰："凡厥者，阴阳气不相顺接，便为厥。厥者，手足逆冷是也。"手足厥冷是许多疾病的主要表现，但其病机关键是阴阳遏阻，不能相互贯通畅行的结果。厥阴病的手足逆冷，阴阳不相顺接者较多见，因厥阴肝经阴尽阳生之性，主管一身阴阳交接，但其他许多疾病也可发生阴阳之气不相顺接，表现为手足逆冷，如少阴病、水气病等。阴阳之气不相顺接，包括表里之气不相顺接、营卫之气不相顺接、脏腑之气不相顺接等，究其原因多为邪气偏盛所致，或为阳虚阴盛，或为血虚寒凝，或为实热内陷，或为水气阻塞，或为寒热错杂等。《伤寒论》分别用四逆汤、通脉四逆汤、当归四逆汤、白头翁汤、麻黄升麻汤、乌梅丸等方随证治之，皆能促使阴阳贯通，气血平衡，疾病康复。《金匮要略·水气病脉证并治》云："阴阳相得，其气乃行；大气一转，其气乃散。"水气病经过治疗，使阴阳之气贯通协调，气机升降出入畅达，气血环转不息，水气则随之消散。如桂枝去芍药加麻辛附子汤，既可振奋卫阳，又可振奋里阳，表里阳气振奋通畅，则水气消散。又如"厥而皮水者，蒲灰散主之"，即水气盛于外，阳气遏阻不通而化热。蒲灰散清热利小便，水去热散，阳气通行，手足厥冷自然回暖。

第十节 🍃 一方多用

"观其脉证，知犯何逆，随证治之"是仲景用药组方治病的指导思想，经方依证而立，方证相对应，方与证之间的契合点是病机，同一病理机制下可见到不同的临床症候。《伤寒论》中常见多种病证用同一首方剂治疗。如"……若脉浮，小便不利，微热消渴者，五苓散主之"（第71条）；"中风发热，六七日不解而烦，有表里证，渴欲饮水，水入则吐者，名曰水逆，五苓散主之"（第74条）；"本以下之，故心下痞，与泻心汤，痞不解，其人渴而口燥烦，小便不利者，五苓散主之"（第156条）；"霍乱，头痛发热，身疼痛，热多欲饮水者，五苓散主之……"（第386条）。可见，五苓散所治的病证有蓄水证、水逆呕吐证、霍乱等。这些病证表现各异，但其病机都是水气不化，水饮内停，故均用温阳化气利水的五苓散治疗，形成了"一方多证"的特点，由此可证中医理论的精华，即辨证施治。

第十一节 🌸 其他

一、炮制

仲景十分重视药物的炮制，这往往是后人所忽略的，这也是影响疗效的重要因素，对经方的应用尤为重要。仲景因病证的需要，药物的炮制方法多有变化。如附子，生用回阳救逆，炮用则温经止痛。甘草炙用则气温，生用则泻火。又如水蛭须熬，大黄要酒洗；乌梅苦酒渍之，麻黄去节，桂枝去皮等，皆是特殊炮制要求。《伤寒论》中计有捣、劈、研、破、炮、炙、熬、烧、洗、去节、切片、咬咀等不同的炮制方法。

二、剂型

《伤寒论》中除大量使用汤剂外，还有丸、散、膏、酒、栓剂、洗剂、醋剂、浴剂、熏烟剂等，因病证不同，可选用不同剂型，通过临床验证，皆为有效方法，至今仍有较高使用价值，并体现了简便廉验的特点。剂型的变化方面，如理中汤、理中丸，病情缓而须久服者用丸剂，病情急用汤剂。

三、药物煎煮方法

（一）重视药物煎煮方法

仲景对各类汤剂煎法的使用亦有很高的造诣，且不厌其烦地详尽叙述，这也从侧面体现了仲景一定的护理学思想。这也让人明白仲景虽然用药精练，但药精力宏、功效卓著的一重大原因在于他对煎法的巧妙运用。遍观《伤寒论》全书，煎法种类繁多。如"去滓内药再煎法""先煮麻黄去上沫法""去滓溶药法""沸汤渍药法""去滓再煎法"等，且各类煎法都有很高的实用价值和科学价值。

1. 先煎

如大黄、麻黄、葛根、茵陈等药需先煎者。仲景书中药物先煎，多与病情、药物特异性及方药配伍等密切相关。其意义大致有二：其一，去掉药物某种副作用或悍烈之性，如麻黄诸方之葛根汤、大青龙汤等方后注均云："先煮麻黄，减二升，去上沫"，因此沫有令人心烦之副作用，且此沫为浊物，可能会令人呕吐。其实麻黄先煎，去上沫的问题，应结合《内经》历史地看待，仲景著《伤寒论》撰用《素问》九卷，在理论上与《内经》有着千丝万缕的联系。《素问·阴阳应象大论篇》云："清阳发腠理，浊阴走五脏。"又说："阴味出下窍，阳气出上窍。"仲景把这种药物气味阴阳、清浊升降的理论运用于经方的证治之中，由此推论，麻黄的先煎去沫，首先是麻黄在煎煮过程中出现沫，而仲景（或仲景之前医家）凭直观认为沫乃属浊物，必有碍于升发，去之以取麻黄气之轻清，而有利于发腠理、出上窍。诚如柯韵伯所云"去沫者，止取其清阳发腠理之义也"，可谓一语中的。另有蜀漆一药，《名医别录》云有毒。故仲景取先煎除洗去腥外，更祛其悍烈之腥味或减少其毒性。其二，为将某些主药有效成分完全煎出，增加药物的溶解度。如大陷胸汤"以水六升，先煮大黄……"，使大黄药力更专；茯苓桂枝甘草大枣汤方之茯苓、葛根汤之葛根、茵陈蒿汤之茵陈、小陷胸汤之栝楼等。其中茯苓、葛根有效成分较难溶出，尤宜先煎，正如《伤寒论类方》云"凡方中专重之药，法必先煮"，对于茵陈则谓"先煮茵陈，则黄从小便出，此秘法也"。

2. 后下

如桂枝、大黄、芒硝、饴糖等药需后下者。由于药性及质地特殊，后下目的亦有不同。

一是防止有效成分的耗损，提高某种功效。如大黄后入则取生者气锐，以增强泻下攻滞之力，三承气汤唯大承气汤大黄后入，即可证明。如柯韵伯云："大承气之先后作三次煎者，何哉？盖生者气锐而先行。熟者气钝而和缓。欲使芒硝先化燥屎，大黄继通地道，而后枳朴除其痞满也。"柴胡加龙骨牡蛎汤，大黄虽亦后入，然其意义与大承气不同。此方大黄后入只"更煮一二沸"，与大黄黄连泻心汤用"麻沸汤"渍之的意义类同：不是取其厚味以攻下，而取其薄气以治中。另外桃核承气汤、抵当汤、大黄牡丹汤中之大黄均不后煮，是取其走血分。同一大黄，后入意义又各不相同，足见仲景用药之妙。另外，桂枝人参汤中其桂枝后煮，因桂枝辛香，经火久煮，则气散而力有不及，故须迟入。如清代柯韵伯云："先煮四味，后纳桂枝，使和中之力饶，而解肌之力锐，于以奏双解表里之功。"考仲景诸桂枝汤方，仅此方桂枝后入；而桂枝汤、桂枝加厚朴杏子汤则群药共以微火煮；而桂枝加桂汤、桂枝加芍药汤、桂枝加大黄汤等方中，桂枝既不后入，全药味亦不用微火煮，只取普通煎法。是各有所宜，多本之于患者的病情与药味的主次，采取不同的措施，既有原则又灵活。读仲景书者，于各方立法示意之处，宜细细研索，决不可一味强求，执一端而概全面。

二是防止质地胶黏药材溶解后影响其他药材有效成分的煎出。如《伤寒论》中凡用豆豉之方如栀子豉汤、栀子生姜豉汤、栀子甘草豉汤，豆豉后入是因为其药质地疏松易脱落，从而影响他药有效成分的溶出。因此，除了绵裹，还须后入。另外，煎煮时间短，意在取轻活之气以宣上。

3. 兑服与烊化

兑服，即将药物直接兑入药汤中服用，如猪胆汁、鸡子黄，皆用生品兑入不太热的药汤中，趁新鲜时服下。而烊化，即将药物放入溶液（一般为水）中蒸化或隔水加热而溶化，如阿胶即是如此。

4. 麻沸汤浸渍

不煎而渍，舍其重浊之味，以取轻清之气。治心下痞的大黄黄连泻心汤与附子泻心汤均用此法。大黄黄连泻心汤方后云："以麻沸汤二升渍之，须臾绞去滓，分温再服。"徐灵胎云：此又法之最奇者，不取煎而取泡，欲其轻扬清淡，以涤上焦之邪。尤其是附子泻心汤，别具奥义，三黄渍之取气，以消气分之热痞；附子别煮取汁，以温肌表之阳气。正如尤在泾云："此证邪热有余而正阳不足，设治邪而遗正，则恶寒益甚；或补阳而遗热，则痞满愈增，此方寒热补泻并投互治，诚不得已之苦心。方以麻沸汤渍寒药，别煮附子取汁，合和与服，则寒热异其气，生熟异其性，药虽同行，而功则各奏，乃先圣之妙用也。"仲景分煎渍而适病，不但是据病情而变法，其用药之妙，亦秉《内经》药物清升浊降之理论，从药物配伍、煎法等方面可窥一斑。

5. 去渣再煎

纵观《伤寒论》，去滓再煎见于大小柴胡汤、柴胡桂枝干姜汤、三泻心汤、旋覆代赭汤、竹叶石膏汤等八方，如小柴胡汤方后云，"右七味，以水一斗二升，煮取六升，去渣，再煎取三升，温服一升，日三服"。其意义各代医家认识不一。张锡纯在《医学衷中参西录》中解云："去滓再煎，此中犹有他义。盖柴胡有升提之力，兼有发表之力，去滓再煎，所以减其发汗之力也。"近代名医岳美中认为"去滓再煎"本身也具有调和之义，施于柴胡和解之剂，固具双重作用。并由此推论柴胡、泻心诸和解剂的意义均同此。考《伤寒论》中生姜（甘草、半夏）泻心汤与旋覆代赭汤，均属和胃之剂，和少阳，和阳明，其旨均在和解，异病而同法。和法在方剂学上多寒热药并用，以调解其阴阳之错杂、寒热之胜复，观柴胡汤中柴胡、黄芩与半夏、干姜并用，旋覆代赭汤中代赭石与半夏、人参并用，和而观之，立法之原则相同，方药配伍之取径相同，故"去滓再煎"其旨亦同。另外，这属于药物浓缩法，可以减小药物体积，使药力集中。

6. 煮丸冲散

抵当丸"上四味，杵分为四丸。以水一升，煮一丸，取七合服之"，这实际是连汤带渣服用，增强药力。

（二）重视煎药溶剂

煎药溶剂就是用来煎煮和浸泡药物的溶液。在《伤寒论》中使用最多的溶剂是水，如桂枝汤"以水七升（此处的一升折合 200 毫升），微火煮取三升"。这里的水，是清净的自然水，如河水、井水之类。在水这一溶剂的使用中，仲景除了运用一般的常用水外，还有一些特殊的水溶剂，如潦水、甘澜水、麻沸汤、清浆水等，根据不同的方剂药物，分别选择应用。除水之外，仲景还使用了其他一些溶剂，如酒、醋、蜜等。

1. 潦水

李时珍云："潦水乃雨水所积"，"甘平无毒，煎调脾胃，去湿热之药"。尤在泾云："用潦水者，取其味薄而不助水气也。"故麻黄连轺赤小豆汤用之，"以潦水一斗，先煮麻黄，再沸，去上沫，纳诸药……"，不助湿气而退黄。

2. 甘澜水

《本经疏证》云："急流水置大盆内，以杓扬之，水上有珠子相逐，取珠子用之，名曰甘澜水，凡水气不受土防而上逆者，取其润下之性。"钱天来云："煎用甘澜水者，扬之无力，取不助肾气也。"故茯苓桂枝甘草大枣汤用之，"上四味，以甘澜水一斗，先煮茯苓，减二升，内诸药……"。取其降逆之性而治奔豚。

3. 麻沸汤

麻沸汤即滚开的沸水，可以浸出药物中需短暂高温才能浸出的某些成分。大黄黄连泻心汤以麻沸汤浸泡少顷，绞汁即饮，以取其气，薄其味。利于清上部无形邪热。

4. 清浆水

吴仪洛云："一名酸浆水，炊粟米熟，投冷水中，浸五六日，味酢生白花，色类浆，故名。若浸至败者害人。其性凉善走，能调中宣气；通关开胃，解烦渴，化滞物。"李时珍谓其能"调中引气，通关开胃止渴，消宿食，解烦"。故治劳复热气浮越，烦渴脘痞之枳实栀子汤煎用之，"以清浆水七升，……去渣，温分再服，覆令微似汗"，以取其性凉走泄、调中和胃、消痞除烦之功。

5. 清酒

清酒即陈米酒。《名医别录》云："主行药势。"故水酒溶剂多取其引药畅行、通脉活血、驱寒破结之功。如炙甘草汤、当归四逆加吴茱萸生姜汤均煎用之。《本经疏证》云："《伤寒》《金匮》两书，凡水酒合煮之汤三：炙甘草汤用酒七升、水八升；当归四逆加吴茱萸生姜汤酒水各六升；芎归胶艾汤酒三升，水五升。即此可见，补阴剂中，以此通药性之迟滞；散寒剂中，以此破伏寒之凝结。"

6. 苦酒

苦酒即醋，具有消肿敛疮之功效。苦酒汤"上二味，内半夏，着苦酒中……"。

7. 蜜煎

仲景在应用大毒之乌头时，或以蜜煎，或先水煎，更纳蜜中煎之。乌头为大毒之剂，乌头与蜜相合，因有配伍上的治疗作用，久煎乌头，确能杀其毒而效能反不减。大陷胸丸，"别捣甘遂末一钱匕，白蜜二合，水二升，煮取一升，温，顿服之"。

关于煎药用水的用量，《伤寒论》根据药味、药量、药物质地、病情及煎煮时间等因素而决定，并在方后注明。如小承气汤"上三味，以水四升"，大承气汤"上四味，以水一斗"。前方药味少，药量轻，主治证病情亦轻，故加水四升；后方药味多，药量重，主治证病情亦重，故加水一斗。桂枝去芍药加蜀漆牡蛎龙骨救逆汤"上七味，以水一斗二升，……煮取三升"，因该方药量大。龙骨、牡蛎为矿石贝壳类药物，不易出汁，煎煮时间较长，故煎药水的用量宜大。凡用麻黄、竹叶、旋覆花等质轻药物的汤剂，加水宜多，如麻黄汤"以水九升"、竹叶石膏汤"以水一斗"、旋覆代赭汤"以水一斗"等。

（三）煎药时间

关于煎药时间，《伤寒论》是以加入水量和煎取药量来体现的。如桂枝汤"上五味，……以水七升，微火煮取三升"；厚朴生姜半夏甘草人参汤"上五味，以水一斗，煮取三升"。若用同样火力煎煮，显然前方时间短，后方时间长。因前方辛温解表，煎煮时间宜短，久煎可致药效减弱；后方健脾除满，煎煮时间宜长，方能煎取有效成分。此外，同一方中药物的先煎与后下也体现了煎煮时间的长短。由此可见，煎药时间的长短，主要取决于药物的性质。其次还与煎取药物的效用有关，如重在取其气而略于取其味，则煎煮时间宜短，或用沸水泡服，如大黄黄连泻心汤以沸水浸泡大黄、黄连即是。

四、重视服药方法

（一）服药时间

有平旦服、先食而服、不拘时服、昼夜服等服法。如桃核承气汤"先食温服五合，日三服，当微利"。十枣汤"强人服一钱匕，羸人服半钱，温服之，平旦服"，属于空腹时服药，目的是药物吸收快而迅速发挥作用。苦酒汤"少少含咽之"治疗咽伤破溃，这种不拘时服药的方法，便于药物持久作用在咽部，增强局部治疗作用。桂枝人参汤、黄芩汤"日再夜一服"，黄连汤"昼三夜二服"，理中丸"日三四，夜再服"，意在使药力持续不断，更好发挥药效。

（二）服药次数

有日服二三次、顿服、频服等。日二三服是最常用的服法，现代临床也常采用。桂枝甘草龙牡汤、苓桂甘枣汤均日三服；茯苓四逆汤日二服。顿服即一剂药一次性服完；顿服的特点是药量大，药效专一，收效快速。适用于病情危重，宜大剂顿服，扭转病势。干姜附子汤、桂麻各半汤、桂枝甘草汤、瓜蒂散、大陷胸丸和调胃承气汤，均要求顿服之，多属病情较急者。频服即分次少量服用，多用于病在胸膈以上。像柴胡加龙骨牡蛎汤分四次服，当归四逆加吴茱萸生姜汤分五次服，猪肤汤及理中丸则为六次服。频服之剂多属药性平和、效力徐缓者，以图缓缓收功。另外，调胃承气汤则取"少少温服之"。

（三）服药温度

服药温度大致可分为温服、小冷服和适寒温服。温服，这类服法最为常见，也可称为常规服用方法。如麻黄汤、栝楼桂枝汤、甘草泻心汤、栝楼薤白白酒汤等。小冷服，如生姜半夏汤。该方适用于寒饮结于胸中，阻碍气机的病证。恐寒饮固结于胸中，格拒热药而不纳反致呕吐，是从治之法，分四服者为徐徐服之也。适寒温服，如《伤寒论》中的桂枝汤。

五、中病即止

仲景用药后对患者病情观察细致入微，常根据患者药后症状的变化，决定药物的停服还是继服。掌握用药不可不及，亦不可太过，常在"方后注"中说明。大致分为不效继服或中病即止。如服桂枝汤后，"汗出病差，停后服，不必尽剂；若不汗出，更服依前法"。同时汗出的程度是"遍身漐漐微似有汗者益佳，不可令如水流漓，病必不除"，这都是大量临床实践、病情观察的总结，具有很高的临床指导价值。又如大陷胸汤"得快利，止后服"，大承气汤"得下，余勿服"，桃花汤"若一服愈，余勿服"等。

六、药后调护

《伤寒杂病论》不但创造了辨证论治、理法方药有机统一的理论体系，而且开辨证施护之先河，丰富并且发展了中医护理学内容，有效地指导着中医护理学工作的实践，使之与临床诊治更加紧密地联系起来。这里以《伤寒论》为例，来阐述用药后之护理方法的临床意义及应用。

（一）药后饮用热粥法，扶助正气，增加药力

中医学认为，水谷等食物乃人体气血生化之源，是维持人体生命活动的最重要物质，是人体正气的有效保证。《灵枢·五味》曰："谷不入，半日则气衰，

一日则气少矣。"糜粥呈半流质状态，非常容易被人体消化吸收，营养成分丰富，尤其对患者有利。其可扶助人体正气，增加药力以祛邪，特别适用于体质较弱而罹患伤风感冒者、有胃肠道疾病者，以及用了峻烈药之后而用此扶助人体正气者。如在《伤寒论》第 12 条桂枝汤方后注曰："服已须臾，啜热稀粥一升余，以助药力。"即通过喝热粥以助汗源，来增加药力、发散风寒。因为汗液乃水谷所化生，所以，糜粥可以助胃气、益津液，不但易为酿汗，尤其能使已经客入人体之邪气快速祛除于体外，而且有预防邪气再次侵入人体之功。用之发汗，则不致亡阳；用之止汗，则不致留邪。再如《伤寒论》第 386 条理中丸方后注曰："服汤后，如食顷，饮热粥一升许。"因为理中丸乃温中散寒之剂，主治脾胃虚寒，所以应在服药后饮用热粥，则能扶助正气、增加药力以祛邪扶正。又如《伤寒论》第 152 条十枣汤方后注曰："得快下利后，糜粥自养。"因为十枣汤是攻逐水饮在胸胁之峻烈方剂，极易损伤人体之正气，所以张仲景告诫：在用此方药出现了"快下利"之后，护理方法就是"糜粥自养"，以顾护胃气，扶正祛邪，即《素问·五常政大论篇》所谓"食养尽之"之意。

（二）药后多饮热水法，补充津液，利于祛邪

多饮热水作为一种药后护理方法，并不适用于所有病证，如心力衰竭和肾功能衰竭等病就要限制入水量，所以必须根据病情而有选择性地运用此法，以达到治愈疾病之目的。此为辨证施护的灵活性所在。《伤寒论》第 71 条五苓散方后注曰："多饮暖水，汗出愈。"五苓散是治疗太阳病膀胱蓄水证之主方。膀胱蓄水证之病机是邪入太阳之腑，导致水气互结，膀胱气化不利。其治疗方法为通阳利水，兼解表邪。有学者认为，张仲景治疗水气病的大法为发汗、利小便、攻逐。其药后护理法是多饮热水，使机体津液充足，以此来加强利水之功，并具有发汗之用，发汗即解表邪。如此可使已客入太阳膀胱之腑的病邪通过汗、尿两个途径祛除之，且不损伤机体津液而伤及正气，体现了祛邪而不伤正的思想。或曰：膀胱本已蓄水，若再多饮水，岂非使水多蓄也？五苓散证之膀胱蓄之水乃寒水、阴水，况且膀胱气化不利，而饮用热水能够帮助五苓散通阳化气利水，对治疗十分有益。若饮用冷水则助纣为虐，结果必与此治法相反，于治疗非常不利。此为张仲景治病微妙之处，学者当细玩其味，庶几理解其奥旨。有人认为，太阳病腑

证治通阳化气以调津，五苓散中苓、桂配伍，通阳以化膀胱之气，服之则气化得行，津液输布复常，小便不利或频多皆可痊愈。故五苓散的方后注为"多饮暖水，汗出愈"。

（三）药后覆盖衣被法，保暖御寒，助药发汗

风寒之邪客入机体，腠理闭塞，卫气与邪气相争，卫阳不展，非发汗而邪不能出，病不得愈，必须用汗法来进行治疗。《素问·阴阳应象大论篇》曰："其在皮者，汗而发之"，此之谓也。所以选用具有发汗作用的方药治疗。其药后护理法也应与此治则相符合，药后覆盖衣被，经济适用，非常适宜。其机理是在服药之后覆盖衣被用以温暖机体，能够协助方药发汗，又有防止汗出当风受凉而风寒再袭机体的效果。在《伤寒论》中有不少方药后面皆注明用药之后要覆盖衣被的护理方法，如第 12 条桂枝汤后标注在药后护理上要饮热稀粥，而且要"温覆令一时许"，即通过药后覆盖衣被，使周身得以温暖而扶助药力发汗。此外，《伤寒论》第 31 条葛根汤、第 33 条葛根加半夏汤、第 35 条麻黄汤、第 43 条桂枝加厚朴杏子汤等方后皆注曰"覆取微似汗"，此足以说明，药后覆盖衣被也是一个重要的护理方法。在此，饮热粥与覆盖衣被并用，相得益彰，并行不悖，辅助药力，祛邪而不伤正。

（四）药后禁食忌口法，治疗护理，相辅相成

药后禁食忌口是中医护理学的一个特色，有着重要的临床意义。此护理法首见于《内经》，如《灵枢·五味》曰：五禁：肝病禁辛，心病禁咸，脾病禁酸，肾病禁甘，肺病禁苦。此以五行相克的规律论忌口，即因病忌口。虽然对临床有一定的指导意义，但总的感觉是有些笼统，或有些牵强，甚至有些呆板，对于同一脏的病证，完全忌食同一样的"味"，是否过于教条，至少缺乏灵活性。张仲景继承了《内经》的学术思想，但又有所创新，在禁食忌口方面，按方药证治来确定忌口内容，使之更加具体化，更有可操作性，更加具有科学性，对后世中医临床治疗和护理影响很大。如《伤寒论》第 12 条桂枝汤方后注曰："禁生冷、黏滑、肉面、五辛、酒酪、臭恶等物。"服用桂枝汤要禁忌上述具有刺激性和不易消化的食物。大凡在患病之后，尤其罹患外感病之后，食欲减退，脾胃运化功能减退，禁用上述不易消化且损害脾胃之品，则有助于机体康复。同时，生冷之物能使气机收敛，汗孔关闭，而不利于发汗祛邪。再如《伤寒论》第 338 条乌梅丸方后也

明示"禁生冷、滑物、臭食等。"乌梅丸是治疗蛔厥证之主方，病机为寒热错杂，蛔虫内扰，中气已虚。"禁生冷、滑物、臭食等"，其意义就是以此药后护理法防止更加损伤胃肠而助虫肆虐，如此则有利于驱虫外出，有益于机体康复。

（五）药后纠偏救弊法，病情有变，及时处置

用药之后，要密切注意观察药物进入机体的反应，明察病情的变化，以便及时地采取必要的补救措施，这是重要的药后护理方法，姑且称为药后纠偏救弊法。如在《伤寒论》第 38 条大青龙汤方后注曰："汗出多者，温粉粉之。"大青龙汤主治外寒内热，俗称"寒包火"之疾，用此方"微似汗"则愈，但不能使患者大汗出。若汗出过多，恐有伤阴耗液之虞，如此必损伤正气，对治疗不利。《伤寒论》在治疗上所确定的基本前提、基本要求、基本原则就是"保胃气，存津液"。刘渡舟教授指出："'保胃气，存津液'的精神，是说治病时要把人、病、药三方面的关系摆正，其中的'人'是主要的。这是因为治病服药，无非为的是人。因此，治病时就不要伤了人，因而提出了'保胃气，存津液'的法则。若没有这个法则，很可能在治疗中先伤了正气，正气先伤，则治疗无力，而导致了邪气的滋长和发展，则使治疗处于被动。"因此，在药后护理上就要纠偏救弊，具体措施就是以温粉散布其周身，若此，则其汗窍收敛而汗出自止。又如《伤寒论》第141 条白散方后注曰："病在膈上必吐，在膈下必利。不利，进热粥一杯；利过不止，进冷粥一杯。"白散主治寒实结胸证，方中含有峻下之药巴豆。巴豆乃味辛大热之品，如果用白散后不泻下，进食一杯热粥，则能助药力而泻下逐水。但是，若在服用白散之后出现泻下太过，甚而利下不止，就有伤正之虞，在此就要进食一杯冷粥，以纠偏救弊。因为冷粥可以制约和削减巴豆之热性，其功自降，而泻下停止。

从以上药后护理法在《伤寒论》中的应用和临床意义，我们能体会到中医学辨证施护的科学性，以及其在临床治疗与护理上具有重要的指导和启迪意义。因此，非常有必要进行深入研究，进一步发掘整理，批判性地继承此宝贵遗产，使之发扬光大，更加系统化和科学化，更好地为临床医疗和护理服务。

第三章

用药配伍习惯

正确、灵活地应用药物，是保证和提高临床疗效的前提。本章从药症对应、药机对应、相反相成等方面，总结分析仲景用药的习惯和规律。

第一节 🌸 药症对应

药症对应，指张仲景在《伤寒杂病论》中专门针对某个症状而经常使用的药物。体现了张仲景对症用药的独到经验，是仲景学术中重要的组成，具有极大的临床指导意义。虽然从某个角度来讲，仲景用某药治疗某症立足的仍然是病机，但专症专药痕迹也是非常明显的。

桂枝：一以平冲降逆，治疗气上冲胸或奔豚气。如苓桂术甘汤、桂枝加桂汤。以及理中丸方后加减云，"若脐上筑者，肾气动也，去术，加桂四两。"一以温通心阳，治疗心悸，如四逆散方后加减云，"悸者，加桂枝五分。"以及桂枝甘草汤中的桂枝应用等。

白芍：缓急止痛，治疗腹痛。如仲景在小柴胡汤方后加减中云，"腹痛加芍药三两"。在通脉四逆汤的方后加减中云，"腹中痛者……加芍药二两"。《金匮要略》防己黄芪汤条文中云"腹痛加芍药"。

葛根：升津舒筋。治疗项背强直。如葛根汤、桂枝加葛根汤。

杏仁：宣利肺气，止咳平喘。治疗咳嗽气喘。如桂枝加厚朴杏子汤、苓甘五味加姜辛半夏杏仁汤。以及小青龙汤后加减云"若喘……加杏仁半升"。

附子：一以温阳散寒止痛，治疗疼痛尤其是寒凝疼痛，如附子汤的温经散寒止痛。一以温补卫阳，治疗卫阳虚的畏寒汗出，如桂枝加附子汤的温补卫阳，以及《金匮要略》越婢汤方后加减云，"恶风者加附子一枚（炮）。"一以回阳救逆，如四逆汤类方等。前两者多为炮附子，后者多用生附子。

人参：益气生津止渴。治疗少气口渴欲饮。如白虎加人参汤，以及小柴胡汤方后加减的"若渴，去半夏，加人参合前成四两半"。

麻黄：发汗、宣肺平喘。治疗咳嗽气喘、无汗等症。

半夏：降逆止呕。治疗呕吐。如葛根加半夏汤、小半夏汤等。

石膏：辛凉清热。治疗发热。如白虎汤、大青龙汤、小青龙加石膏汤等。

栝楼根：生津止渴。治疗口渴症。如小青龙汤方后加减云，"若渴，去半夏，加栝楼根三两”；小柴胡汤方后加减云，“若渴……加人参合前成四两半，栝楼根四两”。

茯苓：一以健脾利水。治疗小便不利。如五苓散，以及小青龙汤方后加减云，"若小便不利……加茯苓四两"。小柴胡汤后加减云，"若心下悸，小便不利者……加茯苓四两"。四逆散方后加减云，"小便不利者，加茯苓五分"。一以安神定悸，如理中丸方后加减云，"悸者，加茯苓二两"。

炙甘草：健脾益气。治疗气短。如《伤寒论》第76条："若少气者，栀子甘草汤主之。"以炙甘草益气补虚。

生姜：和胃化饮止呕。治疗呕吐，如《伤寒论》第76条："若呕者，栀子生姜汤主之。"以生姜止呕。在通脉四逆汤的方后加减中云，"呕者，加生姜二两"。理中丸方后加减云，"呕多者……加生姜三两"。

厚朴：消胀除满。治疗腹部胀满、大便不畅。如厚朴生姜半夏人参汤、栀子厚朴汤、厚朴三物汤等。

旋覆花：理气降逆。治疗胸满、嗳气或呃逆。如旋覆代赭汤、旋覆汤等。

茵陈：退黄利湿。治疗黄疸。如茵陈蒿汤、茵陈五苓散等。

桔梗：利咽止痛。治疗咽痛。如通脉四逆汤的方后加减中云，"咽痛者，去芍药，加桔梗一两。"

薤白：通阳行滞。治疗泄利下重。如四逆散方后加减云，"泄利下重者，先以水五升，煮薤白三升，煮取三升，去滓……分温再服。"

生甘草：清热解毒利咽。治疗咽痛。如《伤寒论》第311条："少阴病二三日，咽痛者，可与甘草汤。"

大黄：通下大便。治疗阳明胃热及便秘。如三承气汤、麻子仁丸，以及枳实栀子豉汤方后加减云，"若有宿食，内大黄如博棋子五六枚，服之愈"。《金匮要略·痰饮咳嗽病脉证并治第十二》云："若面热如醉，此为胃热上冲熏其面，加大黄以和之。"

苦参：清热化湿。治疗湿热下注，前阴溃烂。如《金匮要略·百合狐惑阴阳毒病脉证治第三》云："蚀于下部则咽干，苦参汤洗之。"

雄黄：杀虫解毒燥湿。治疗湿热下注，前阴溃烂。如《金匮要略·百合狐惑阴阳毒病脉证治第三》云："蚀于肛者，雄黄熏之。"

文蛤：咸凉润下，生津止渴。治疗口渴。如《金匮要略》云："渴欲饮水不止者，文蛤散主之。"一味文蛤专以生津止渴。

诃子：涩肠止利固脱。治疗泄泻。

黄连：清热解毒燥湿。治疗皮肤疮疡或浸淫疮等。

鸡屎白：针对湿浊化热伤阴而设，具有利便通淋之功。

第二节 🔅 药机对应

药机对应，指张仲景在用药上针对病机的遣方用药方法。严格意义上讲，仲景的每首方剂都是针对病机而设，但方有合群之优势，药有单用之奥妙。本节主要论述仲景方剂中专门针对病机治疗的某个单味药物或配伍独到的一组药物。

桂枝、白芍：针对营卫不和病机而设，具有解肌调和营卫作用。用于营卫不调所致的自汗出、发热等症，如桂枝汤。

麻黄、桂枝：针对卫闭营郁病机而设，具有发汗解表作用。用于风寒郁闭所致的恶寒无汗、身体疼痛等症，如麻黄汤。

干姜、细辛、五味子：针对水饮内停，肺气失宣而设，具有温肺化饮、止咳喘作用。如小柴胡汤后加减云，"若咳者……加五味子半升、干姜二两。"《伤寒论》第316条真武汤方后加减云，"如咳者，加五味子半升，细辛一两，干姜一两。"四逆散方后加减云，"咳者，加五味子、干姜各五分。"

干姜：针对中阳不足而设，具有温补中阳作用。如《伤寒论》第316条真武汤方后加减云，"若下利……加干姜二两。"理中丸方后加减云，"寒者，加干姜，足前成四两半。"

麻黄、石膏：针对内有郁热而设，具有发越郁阳作用。如麻杏石甘汤、越婢汤、大青龙汤。

黄连：针对热邪下迫肠道而设，具有清热止利作用。如葛根芩连汤、白头翁汤等。

桂枝、炙甘草：针对心阳不足而设，具有温补心阳作用。如桂枝甘草汤、桂枝甘草龙骨牡蛎汤、炙甘草汤等。

龙骨、牡蛎：针对心神不宁而设，具有镇惊安神作用。如桂枝去芍药加蜀漆龙骨牡蛎汤、柴胡加龙骨牡蛎汤等。

芍药、甘草：针对阴虚筋脉失养而设，具有缓急止痛作用。

旋覆花、代赭石：针对痰阻气逆而设，具有和胃化痰、行气降逆作用。如旋覆代赭汤。

桂枝：针对膀胱气化不利而见小便不畅而设，具有通阳化气作用。如《伤寒论》第174条方后加减云，"以大便硬，小便自利，去桂也；以大便不硬，小便不利，当加桂。"

栀子、淡豆豉：针对无形热邪扰神而设，具有清热除烦作用。栀子豉汤类方均为此用。

猪苓、茯苓、泽泻：针对水饮内停而设，具有利水作用。如五苓散、猪苓汤等。

大黄、芒硝：针对燥屎内结，热邪结滞而设，具有泄热通便作用。如大承气汤。

附子、干姜：针对少阴阳衰而设，具有回阳救逆作用。如四逆汤类方。

附子、白术：针对湿邪在表而设，具有攻逐表湿之邪作用。如《金匮要略》白术附子汤方后注云，"一服觉身痹，半日许再服，三服都尽，其人如冒状，勿怪，即是术、附并走皮中，逐水气未得除故耳。"

桔梗、甘草：针对热郁肺咽而设，具有清热解毒、宣肺利咽作用。如桔梗汤治疗少阴客热咽痛和肺痈等。

白术：针对脾虚大便稀溏或大便秘结而设，具有健脾助运作用。如理中丸方后加减云，"下多者，还用术"，是治疗脾虚便溏；而《伤寒论》第174条"若其人大便硬，小便自利者，去桂加白术汤主之"，则是治疗脾虚不运的便秘。

芒硝：针对饮阻气结而设，具有软坚散结作用，治疗水饮结滞的口渴。如《金匮要略》己椒苈黄丸方后加减云，"渴者加芒硝半两"。

黄连：清热解毒燥湿。治疗皮肤疮疡或浸淫疮等。

鸡屎白：针对湿浊化热伤阴而设，具有利便通淋之功，治疗霍乱转筋等。

第三节 ❀ 相反相成

相反相成是中医遣方用药过程中重要的药物配伍方法之一，即取性味相反、功效不同的两类药物并用，以相反之用而达相成之效。临床常用于治疗病因纷繁、病机复杂的疾病。在《伤寒杂病论》的方剂中，相反相成配伍方法已得到了淋漓尽致的运用，主要包括寒热并用、升降相因、补泻兼施、敛散结合、刚柔相济等几个方面。

一、寒热并用

寒凉药物与温热药物并用称之为寒热并用，常用于治疗寒热两种病机属性兼见的疾病。有人统计《伤寒论》中方剂的寒热配伍，发现在 113 首方剂中就有 57 首。全书 88 味药物有寒热配伍关系者 47 味，可见仲景寒热药物并用之频繁。就仲景学术中寒热并用所适应的具体病证而言，包括表寒里热证（如大青龙汤、厚朴七物汤），上热下寒证（如黄连汤、栀子干姜汤、麻黄升麻汤、干姜黄芩黄连人参汤），寒热错杂证（如半夏、生姜、甘草三泻心汤，乌梅丸），饮热互杂证（如小青龙加石膏汤），阳虚挟热证（如附子泻心汤），寒湿郁久化热证（如桂枝芍药知母汤）等。在真寒假热证中，也会在使用温热药物的基础上，少佐寒冷之品，如白通加猪胆汁汤。

寒热并用必须根据寒热所在部位及临床特点不同而恰当选药，绝非无条件地将寒热药物无序杂投。如同是上热，但热在胸膈，以心烦懊憹为主者，仲景则多用栀子；热在胃脘，以烦热呕吐为主者，则多用黄连；热在肺部，证见"喉咽不利，唾脓血"者（《伤寒论》第 357 条），则用石膏、知母、黄芩；若"消渴，气上撞心，心中疼热"（《伤寒论》第 326 条），则用乌梅配黄连。而同是下寒，若大下之后中阳骤伤，干姜即可；若素体脾虚"本自寒下"（《伤寒论》第 359 条），则需伍以人参；若下寒较甚，则要加用附子、细辛、蜀椒、桂枝等温热之品。

寒热并用还必须根据体质的不同、寒热病性的偏颇，注意寒热药物用量和药味的多寡。或以温热为主兼以寒凉（如大黄附子汤、黄土汤），或以寒凉为先兼以温热（干姜黄芩黄连人参汤）。这正是寒热药物有机配伍发挥作用的奥妙所在。

将寒热迥别的两类药物熔于一炉，是否会使药性抵触甚至降低整个方剂的治疗效果呢？答案是否定的。首先，与自然界中的寒热相比，中医学中的寒热只是一个形而上的东西，是借用了自然界中的寒热概念，将临床上两种不同的症状或药物的两种不同作用概括为寒热两类，显然这与我们人体能够感知的自然界的寒热温凉截然不同。作为客观实在的自然界中的寒热可以相互抵消，但作为抽象而概念化了的中医学中的寒热却不存在抵消的条件。其次，根据中医学理论，药有寒热之性，人有寒热之病，根据"寒者热之，热者寒之"的治病用药原则，用热治寒，以寒疗热，相机遣药，药性虽反，却各行其道，并行而不悖。再次，中医学治疗疾病强调"有是证便用是药"，既然寒热不同病机存于一体，又表现出寒热两种不同的证候，则需用热寒不同的药物以解决之。这些药物发挥作用，无非是寒凉药清解热所在之部位，温热药温暖寒所处之器官罢了。正因为如此，才能使寒热之药有机相伍，发挥疗病愈疾之效。

二、升降相因

气机的升和降是一对矛盾的统一体。无升则无以降，无降则无以升。升不能独升，升以降为基；降不可独降，降以升为用。正常的升为降提供了空间，正常的降为升提供了保障。升降相因，气机得以正常斡旋，以维持人体的生理功能。否则，升浮不能，则沉降之路壅塞；沉降乖戾，则升浮之门关闭。气机升降失序，疾病生焉。所以仲景在遣方用药中，非常重视气机的升降调节，每于降逆方中配入升提之药，或于升提剂中伍入降逆之品。《伤寒论》里的四逆散为治疗气滞阳郁厥逆之方，方中除使用柴胡升发阳气、疏肝解郁外，更用枳实下气破结。柴、枳相伍，一升一降，协调气机之升降，俾逆降陷升，郁遏之气得舒，则疾病自愈。大柴胡汤为治疗少阳阳明同病之方，其中使用柴胡之升，枳实、大黄之降，升降结合，以利病愈。旋覆代赭汤为治疗胃虚痰阻的痰气痞而设，方中用理气化痰以降浊的旋覆花、代赭石、半夏、生姜，用健脾养胃升清的人参、炙甘草、大枣，诸药相和，降中有升，升中有降，升降相因，使清升浊降，气机调畅，则诸症悉除。吴茱萸汤为治疗寒邪犯胃、浊阴上逆之方，方中以吴茱萸降肝胃之寒逆，又用人参、大枣补脾益气以升清阳，加生姜以散中寒。如此配伍，使阴寒去，中焦补，浊逆平，升降复，则诸症自除。《金匮要略》里的枳术汤，一以白术健运脾气以升清，一以枳实通降胃腑而泄浊，一升一降，使升降复常，纳运协调，则疾病自消。后世李东垣常常使用柴胡、天麻、羌活、防风等配合枳实、厚朴、泽泻、茯苓、黄连、黄柏，升清阳而鼓舞胃气上行，除湿邪而降泄浊气，理气机而消除阴火，终使升降得宜而恢复机体健康。李东垣开甘温除热之先河，实为对仲景学术的继承和发展。

三、补泻兼施

疾病在发生发展过程中虚实互见、正虚邪实之证俱多，此时单纯祛邪或扶正都不利于疾病的痊愈，应当采用补泻兼施之法。在仲景学术中体现补泻兼施方法的主要包括以下三个方面。

（一）攻补同用

《伤寒论》第66条："发汗后，腹胀满者，厚朴生姜半夏甘草人参汤主之。"该证乃发汗过多损伤脾阳，气滞于腹所致。脾司运化转输而主大腹，脾阳不足，运化无力，气机失于正常输化，滞于腹中则腹胀满。本证以气滞腹胀为主，脾虚次之，故仲景用厚朴、半夏行气宽中除满，而用人参、生姜、甘草健脾温运以补中。方中攻补之法兼施，补泻法则有度。再如十枣汤，本为峻下逐水之剂，以芫花、甘遂、大戟峻泻逐水，但方中特加大枣以摄持胃津，并减缓芫花、甘遂、大戟之毒性，攻中寓补，使邪去而正不伤，始终为患者留一份生机。柯琴在《伤寒附翼》中谓，"邪之所凑，其气已虚，而毒药攻邪，脾胃必弱，使无健脾胃之品主宰其间，邪气尽而元气亦随之尽，故选枣……预培脾土之虚，且制水势之横，又和诸药之毒，既不使邪气之盛不制，又不使元气之虚而不支，此仲景立法之尽善也。"《金匮要略·疟病脉证并治第四》篇治疗疟母的鳖甲煎丸，在大量祛邪之品（活血化瘀、软坚消癥、理气消痰）如鳖甲、赤硝、大黄、蜣螂、鼠妇、葶苈子、半夏基础上，配以扶正的人参、阿胶，攻补兼施，相得益彰，更为攻补兼施之典范。另外，诚如徐灵胎在《伤寒论类方》中所说，"若纯用补，则邪气益固；纯用攻，则正气随脱。此病未愈，彼病益深，古方所以攻补同用之法。"

（二）清补同用

《伤寒论》第26条："服桂枝汤，大汗出后，大烦渴不解，脉洪大者，白虎加人参汤主之。"该方证所治为阳明热盛，气津两伤。如单纯清热，则正不足而不利于祛邪，甚至导致气津更损；如单纯益气生津，则又有碍邪留寇之弊。故仲景选清补兼施之法，以白虎汤辛寒清热以祛邪，伍人参益气生津而扶正。《伤寒论》第305条："少阴病，得之二三日以上，心中烦，不得卧，黄连阿胶汤主之。"此为少阴病阴虚阳亢之证，所治黄连阿胶汤方中以黄连、黄芩清心火而除烦热，阿胶、鸡子黄滋肾水而扶正。第76条："若少气者，栀子甘草豉汤主之。"

为热扰胸膈兼少气之证，仲景用栀子与豆豉清宣郁热而除烦，配炙甘草益气和中以补虚，清中寓补，补中寓清，清补和合，使邪去而正安。第319条："少阴病，下利六七日，咳而呕渴，心烦，不得眠者，猪苓汤主之。"为阴虚水热互结之证，方中以茯苓、猪苓、滑石以清热利水，伍阿胶滋阴润燥而补阴之不足。

（三）通补同用

《伤寒论》第247条中的麻子仁丸，专治胃肠燥热、脾津不足之脾约证。方中重用麻仁滋脾润肠，与白芍、蜜相配，益阴润燥，以补肠道阴液之不足。而以大黄、枳壳、厚朴泄热导滞，实以通结滞胃肠之实热。全方通补并用，使腑气通顺，津液得充，燥屎得下，下而不伤其正。再如《伤寒论》第351条中的当归四逆汤，专为血虚寒凝厥逆而设，方中既以当归、白芍补血和营，又用细辛温通血脉，亦为通补并用之法。

此外，扶正解表之方如桂枝加附子汤、桂枝新加汤、麻黄细辛附子汤、麻黄附子甘草汤，和解之剂如小柴胡汤，温中解表之桂枝人参汤等方剂，也均为攻补兼施之法的具体体现。

四、敛散结合

敛散结合是指将具有疏散和收敛截然不同功能的两种药物配伍应用，一方面发散病邪，一方面收敛正气，以达祛邪不伤正、敛正不留邪目的的一种药物配伍方法。在仲景学术中，敛散结合配伍用药方法比比皆是。桂枝汤有调和营卫的作用，被后世称为"众方之祖"。本方就是敛散结合配伍的典型代表方。营主内守而属阴，卫主卫外而属阳，营行脉中而卫行脉外，营卫二气相互依存，互根为用，协调运营，不失常度，从而发挥其正常的生理作用。若营卫失调，协调失度，疾病油然而生。若治疗营卫失调，就必须营卫并调。方中桂枝辛温发散，温经通脉，通阳化气，长于助阳扶卫以散邪；芍药酸寒，敛阴和血，长于养血和营而敛阴。桂枝虽辛散得芍药则无伤阴之害，芍药虽收敛得桂枝而无留邪之弊。桂、芍相配，敛散结合，助卫散邪而不伤营阴，和营敛阴而不敛邪气，相反相成，相得益彰，发挥调和营卫之效。恰如《医宗金鉴》所谓，"桂枝君芍药，是于发汗中寓敛汗之旨；芍药臣桂枝，是于和营中寓调卫作用。"再如射干麻黄汤、小青龙汤、厚朴麻黄汤、苓甘五味姜辛汤等类方，皆以辛散之细辛、干姜与酸敛的五味子相伍。干姜、细辛配五味子，干姜、细辛温肺化饮，五味子敛肺止咳，合而用之，既可除痰饮之因，又可治喘咳之证；且干姜、细辛配五味子，一散一收，散不伤正，收不留邪，是互纠偏弊。恰如张锡纯所说，"肺脏具阖辟之机，治肺之药，过于散则有碍于阖，过于敛则有碍于辟。"故三药合用，散中有收，开中有阖，敛散结合，标本兼顾，故对寒饮咳喘取效甚捷。而对于病久体虚、正虚邪恋的表证，或正虚而感外邪者，仲景常用麻黄、桂枝等发散之品，配以人参、附子等药，一能疏散表邪，一可扶助正气，方如桂枝如附子汤、桂枝人参汤、麻黄附子细辛汤、竹叶汤等，也均寓有敛散结合用药之义。

五、刚柔相济

刚柔相济的药物配伍方法具有两方面的含义，一是指温阳药与补阴药合用，如附子配芍药。真武汤为少阴阳虚水泛之证而设，方中附子辛热燥烈，为纯阳之品，功专温阳；芍药酸寒阴柔，为滋腻之物，擅于养阴。两者相伍，有扶阳益阴之效。且阴阳有互根之用，孤阴不生，独阳不长。阳虚之人要顾及其阴损之变，阴伤之体需提防其耗阳之虞。故补阳之时，如一味温燥，过于辛热，纯阳无阴，恐致其阳未复而阴已竭；以附子与芍药合用，则可达扶阳不耗阴，益阴不损阳，阳复阴固之效。附子汤中的附子与芍药配伍运用，其意与上同。正如陈亦人教授在《伤寒论译释》中所谓，"一派刚燥之药中，伍以芍药，不但可收刚柔相济之效，而且可以引阳药入阴散寒。"二是指辛香苦燥之药与阴柔滋润之品配伍，如半夏配麦冬、苦参伍当归等。麦门冬汤主治阴虚喘嗽，方中以大量麦冬润肺养胃，以复肺胃之阴；用少许半夏燥湿化痰，以降其逆。两药相合，则半夏能防麦冬滋腻助邪之弊，麦冬可抑半夏温燥之性。当归贝母苦参丸主治妊娠血虚热郁小便难之证，方中用温润之当归益阴血而补虚，取苦燥之苦参除湿热以去邪。刚柔相济，润燥并举，使血虚复、湿热除，诸症自瘥。

综上所述，仲景使用相反相成药物配伍方法，有其使用的规律和立论的依据：一是病性相左，病机复杂，相互矛盾的致病因素或病机同时存在于机体，这是相反相成法应用的立论依据之一。由于并存的两种或两种以上因素常相互影响，使病情表现得错综复杂，单纯针对某一方面进行治疗，不足以祛除病邪，恢复正气，则应相反相成，同时治疗。二是由于体质的差异，或素体阳虚，或素来阴亏，或素有宿食停痰，或禀赋脾胃不足。感邪之后，在疾病的发展过程中就呈现出不同的反应，表现出不同的病机，这就决定了临证立法必须针对不同情况分别予以治疗。三是由中药所具有的独特性味功用所决定。中药四气有寒热温凉之别，"以寒治热，以热治寒"是中医基本的用药原则，寒热并用配伍方法就是据药物的四气而来。五味有酸、苦、甘、辛、咸之分，辛能散，甘能补，酸能收，苦能泻、能燥，咸能软坚、能下。药之味多与药之性合参，共同反映了药物的作用和性能。敛散结合配伍方法就是据药物性味而来。中药存升降浮沉之性，并有不同归经之别。升降浮沉反映的是药物的作用趋向，而气机升降出入是人体生命活动的基础，气机升降出入正常则人体健康无病，反之疾病丛生。临床治病就是要使用药物调节病体乖逆之气机，使降者升、逆者降，以恢复升降之常度。所以，仲景升降相因立论之基础在于药物升降浮沉作用。可以说，相反相成法就是根据病机和药性的特点，有目的、有选择地将药性或作用相反的药物配合应用，所选两类相反药物的疗效并不会受对方的干扰或破坏。而相成效果的取得，又往往依赖相反药物的制约和协同作用，最终取得良好的治疗效果。如升降相因针对气机升降出入特性而采用，敛散并用为了达到散不伤正、敛不留邪目的而应用，刚柔相济是为了防止过燥伤阴而配伍，寒热并用是为了祛除相应的热寒之病邪，补泻兼施则为得到最好的扶正祛邪效果而设。

第四章

经方药物功效及配伍

阿 胶

1. 来源

为马科动物驴的干燥皮或鲜皮经煎煮、浓缩制成的固体胶。古时因产于山东省东阿县而得名。以原胶块用，或将胶块打碎，用蛤粉炒或蒲黄炒成阿胶珠用。

2. 药性与功效

《神农本草经》曰："主心腹内崩，劳极洒洒如疟状，腰腹痛，四肢酸疼，女子下血，安胎。"《名医别录》曰："主丈夫小腹痛，虚劳羸瘦，阴气不足，脚酸不能久立，养肝气。"

现代认为阿胶味甘，性平。归肺、肝、肾经。具有补血、滋阴、润燥、止血等作用。

3. 配伍应用

阿胶配伍生地黄：生地黄味甘苦、性寒，养阴止血，清热生津。阿胶味甘、性平，补血止血，两药合用，共奏补血止血、濡养血脉之功，用于便血、胎漏下血及血脉空虚等。

阿胶配伍艾叶：阿胶味甘性平质润，广泛应用于血虚诸证。艾叶味辛温气香，能暖气血而温经脉，为温经止血的要药。以阿胶配艾叶以温经止血，共奏暖宫调经、和血止血之功，适用于冲任不调、阴血下漏之证。

阿胶配伍黄连：黄连味苦寒直折，清热燥湿，能泄降一切有余之湿火。阿胶味甘质润，入肺肾经。阿胶和黄连合用可清热养阴止利，也可用于热病伤阴，肾水亏而心火亢，心烦不得眠。

巴 豆

1. 来源

巴豆为大戟科植物巴豆的干燥成熟果实。主产于四川、广西、云南、贵州等地。秋季果实成熟时采收。用仁或制霜。

2. 药性与功效

《神农本草经》曰："（巴豆）味辛，温。主伤寒，温疟，寒热，破症瘕结聚，坚积，留饮，痰癖，大腹水胀，荡涤五脏六腑，开通闭塞，利水谷道，去恶肉，除鬼毒蛊疰邪物，杀虫鱼。"《名医别录》曰："（巴豆）疗女子月闭，烂

仲景方药运用法

胎，金疮脓血不利，丈夫阴癫，杀斑蝥毒。"《本草通玄》曰："巴豆禀阳刚雄猛之性，有斩关夺门之功，气血未衰，积邪坚固者，诚有神功，老羸衰弱之人，轻妄投之，祸不旋踵。巴豆、大黄，同为攻下之剂，但大黄性冷，腑病多热者宜之；巴豆性热，脏病多寒者宜之。故仲景治伤寒传里恶热者，多用大黄。东垣治五积属脏者，多用巴豆。"

现代医学界多认为巴豆味辛性热，有大毒。归胃、大肠经。具有峻下冷积，逐水退肿，祛痰利咽，外用蚀疮等作用。

3. 配伍应用

巴豆霜配大黄、干姜：两药均为峻下药，然巴豆霜性热，有大毒；大黄性寒攻积。两药配伍，寒热相制为用，攻下积滞。配伍干姜，可制大黄的寒凉之性，共奏散寒泻积通便之功，适用于寒实积滞，卒然腹痛，反复发作者。方如三物备急丸。

巴豆霜配伍胆南星：巴豆霜泻下寒积，祛痰行水；胆南星清热化痰，息风定惊。两药相合，寒热并用，攻逐导痰，适用于食积痰壅、腹痛便秘、惊悸不安等症。方如万应保赤散。

巴豆霜配伍桔梗：巴豆霜攻逐寒实而荡涤肠胃；桔梗宣肺祛痰以畅大肠。二者合用，有泻下寒实、宣肺散结之功，适用于寒实结胸所致的胸胁满痛、大便不通诸症。方如三物白散。

白 芍

1. 来源

为毛茛科植物芍药的根。夏秋季采挖，去净泥土和支根，去皮，沸水浸或略煮至受热均匀，晒干。用时润透切片。一般生用或酒炒或清炒用。

2. 药性与功效

《神农本草经》曰："（白芍）主邪气腹痛，除血痹，破坚积，寒热，疝瘕，止痛，利小便，益气。"《本草求真》曰："赤芍药与白芍药主治略同，但白则有敛阴益营之力，……能于土中泻木。"

现代多认为白芍味苦、酸，微寒。归肝、脾经。具有养血敛阴、柔肝止痛、平抑肝阳等作用。

3. 配伍应用

白芍配伍甘草：白芍归肝经，味酸收敛，能敛阴，性寒阴柔，偏于补血柔肝敛阴，泻肝柔肝，缓急止痛。甘草味甘性缓，主入脾经，能补中益气，缓急止痛。两药合用，酸甘化阴，肝脾同治，养血敛阴，缓急止痛。适用于肝脾失和、气血失调、脘腹拘挛疼痛、手足挛急等症。

白芍配伍当归：白芍酸寒性合，守而不走，善于养血敛阴。当归辛温性开，走而不守，为养血和血之要药。两药合用，辛散而不太过，酸收而不过敛，补血活血，动静结合，有补而不滞、散血而不耗血的特点。此外，白芍柔肝和营止痛，当归养血和肝，两药合用，还有养肝和血止痛之功。用于血虚或兼血瘀之月经不调、痛经、闭经、产后腹痛、血虚肝郁、胁肋腹中疼痛等症。

白芍配伍柴胡：白芍酸收，敛肝和营，使阴血归经。柴胡辛散，疏肝解郁，调畅气机，使阳气升发。两药合用，一散一收，气血兼顾，疏肝之中兼敛肝，升阳之中兼顾敛阴，补肝体而和肝用。刚柔相济。用于肝郁血虚，情绪抑郁，或急躁易怒，胸胁胀痛，乳房胀痛。

白芍配伍黄芩：白芍味酸养血敛阴，性寒泄热，且能缓急止痛。黄芩味苦能燥湿，寒能清热，尤能清能泻肺火，且有解少阳、清大肠之功。两药合用，苦燥而不伤阴，酸收而不敛邪，共奏清热止痢、坚阴止痛之功。此外，黄芩能清泻胎火，白芍可益阴养血，两药合用，有泄热而不伤胎、养正而滞气之功。用于湿热泄痢，腹中拘急疼痛，妊娠恶阻。

白　术

1. 来源

白术为菊科植物白术的干燥根茎。冬季下部叶枯黄、上部叶变脆时采挖，除去泥沙，烘干或晒干，再除去须根。切厚片，生用或土炒、麸炒用。

2. 药性与功效

《神农本草经》曰："（白术）治风寒湿痹死肌、痉、疸，止汗除热，消食，作煎饵久服。轻身延年不饥。"《本草通玄》曰："补脾胃之药，更无出其右者。土旺则能健运，故不能食者，食停滞者，有痞积者，皆用之也。土旺则能胜湿，故患痰饮者，肿满者，湿痹者，皆赖之也。土旺则清气善升，而精微上奉，浊气善除，而糟粕下输，故吐泻者，不可阙也。"

现代认为白术味苦、甘，性温。归脾、胃经。具有健脾益气、燥湿利尿、止汗、安胎等作用。

3. 配伍应用

白术配伍黄芩：白术甘温，功擅益气健脾，燥湿利水，止汗安胎。黄芩苦寒，长于清热燥湿，止血安胎。两药配伍，既能清热燥湿，又可益气安胎。常用于胎热，症见妊娠浮肿、胎动不安等。

白术配伍茯苓：白术苦温，功擅益气健脾，燥湿利水。茯苓甘淡渗利，长于利水渗湿，健脾宁心。两药配伍，健脾除湿功效卓著。常用于脘腹胀闷，四肢困倦，水肿，泄泻，带下等脾虚湿盛之症。

白术配伍半夏：二药都有燥湿之功效。白术功擅益气健脾，燥湿利水。半夏功偏燥湿化痰，消痞散结。两药配伍，共奏益气健脾、燥湿化痰之功。常用于头痛、眩晕、呕恶等脾虚湿盛痰壅之症。

白术配伍白芍：白术甘温善补，苦温燥湿，功能益气健脾、燥湿利水。白芍性寒味苦酸，功能养血敛阴、柔肝止痛。两药合用，有补脾柔肝之效。常用于脘腹胀闷，食欲减退，肠鸣腹痛，大便泄泻以及妇人月经不调等肝旺脾虚之症。

白术配伍干姜：白术性温，味甘苦，长于补气健脾，燥湿利水。干姜辛热，善于温中散寒，健运脾阳。两药合用，增强温中健脾、散寒燥湿之功。常用于口淡而黏，呕吐泄泻，舌苔白腻等症。

白术配伍苍术：二药都有燥湿健脾之功效。白术甘温，功擅健脾益气，主治脾湿虚证。苍术苦温燥烈，长于运脾燥湿、升阳散郁，主治湿盛实证。两药配伍，健脾燥湿之力大增，健运并用，祛邪扶正。常用于湿盛郁滞脾胃致脾失健运所引起的呕吐泄泻、胃脘胀闷等症。

白　薇

1. 来源

白薇为萝藦科植物白薇或蔓生白薇的干燥根及根茎。我国南北各地均有分布。春、秋二季采挖，洗净，干燥。切段，生用。

2. 药性与功效

《本草纲目》曰："风温灼热多眠，及热淋、遗尿、金疮出血。"《本草正义》曰："凡苦寒之药多偏于燥，惟白薇则虽亦属寒而不伤阴液精血，故其主治各病，多属血分之热邪，而不及湿热诸证。……凡阴虚有热者，自汗盗汗者，久疟伤津者，病后阴液未复而余热未清者，皆为必不可少之药，而妇女血热，又为恒用之品矣。"

现代多认为白薇味苦、咸，性寒。归胃、肝、肾经。具有清热凉血，利尿通淋，解毒疗疮等作用。

3. 配伍应用

白薇配伍刺蒺藜：白薇凉血益阴、退热除蒸；刺蒺藜散风明目、疏肝解郁、下气行血。二者合用，有清热平肝、凉血行血、疏风明目之功效，用于治疗肝经风热上扰以及血虚肝旺、肝阳上亢之头痛、头昏、头晕、头胀、目眩、失眠、多梦等症。

白薇配伍地骨皮：二者皆清热凉血，入血分退热除蒸。但白薇走阳明经，泄胃热透邪外出；地骨皮走太阴经，清肺热除热于内。二者伍用，清里透表并用，共奏凉血除蒸之功效，用于治疗潮热、骨蒸、午后发热等因营阴不足而致病者。

白头翁

1. 来源

白头翁为毛茛科植物白头翁的干燥根。主产于吉林、黑龙江、辽宁等地。春、秋二季采挖，除去叶及残留的花茎和须根，保留根头白绒毛，晒干。切薄片，生用。

2. 药性与功效

《神农本草经》曰："（白头翁）味苦，温。主温疟，狂易，寒热，症瘕积聚，瘿气，逐血，止痛，疗金疮。"《药性论》曰："（白头翁）止腹痛及赤毒痢，治齿痛，主项下瘤疬。"苦，寒。归胃、大肠经。清热解毒，凉血止痢。

现代认为白头翁味苦，性寒。归胃、大肠经。具有清热解毒，凉血止痢的作用。

3. 配伍应用

白头翁配伍秦皮：白头翁善解毒清热，专于凉血止痢，主血分之病；秦皮善清大肠之热，燥湿止痢。两药配伍，气血同治，多用于湿热壅滞于肠内、气分血分皆伤之赤白下痢、疫痢腹痛、里急后重等症。如白头翁汤。

白头翁配伍阿胶：白头翁清热解毒，凉血止痢；阿胶补血止血。两药配伍，主治产后痢疾，或痢疾日久伤及阴血者。方如白头翁加甘草阿胶汤。

白头翁配伍黄柏：白头翁凉血止痢，清热解毒，善入血分清胃肠热而为治热痢之要药；黄柏泻肾火，清下焦湿热。两药相须为用，清热解毒，燥湿止痢之功大增，常用于治疗湿热痢疾、大便脓血等症。如白头翁汤。

败酱草

1. 来源

败酱草为败酱科植物黄花败酱、白花败酱的干燥全草。全国大部分地区均有分布，主产于四川、河北、河南、东北三省等地。夏、秋季采收，全株拔起，除去泥沙，洗净，阴干或晒干。切段，生用。

2. 药性与功效

《名医别录》曰："除痈肿，浮肿，结热，风痹不足，产后腹痛。"《本草纲目》曰："败酱，善排脓破血，故仲景治痈及古方妇人科皆用之。"

现代多认为败酱草味苦，性寒。归心、肝、胃、大肠、膀胱经。具有清热燥湿、杀虫、利尿等作用。

3. 配伍应用

败酱草配伍薏苡仁：败酱草功长清热解毒，消痈排脓；薏苡仁功擅利水渗湿，清热排脓。两者合用，共奏清热排脓、解毒消痈之功，临床上常用于治疗湿热炽盛的肠痈脓成腹痛等。

败酱草配伍蒲公英：败酱草长于化痰、消肿、排脓；蒲公英善于散结消肿，两药配用，对毒热血瘀之腹痛、腹胀均可应用。

半 夏

1. 来源

半夏为天南星科植物半夏的干燥块茎。全国大部分地区均有。主产于四川、湖北、江苏等地。夏、秋二季茎叶茂盛时采挖，除去外皮及须根。晒干，为生半夏；一般用姜汁、明矾制过入煎剂。

2. 药性与功效

《神农本草经》曰："味辛，平。主伤寒，寒热，心下坚，下气，喉咽肿痛，头眩胸胀，咳逆肠鸣，止汗。"《名医别录》曰："消心腹胸膈痰热满结，咳嗽上气，心下急痛，坚痞，时气呕逆，消痈肿，堕胎。"《本经逢原》曰："半夏同苍术、茯苓治湿痰；同栝楼、黄芩治热痰；同南星、前胡治风痰；同芥子、姜汁治寒痰。惟燥痰宜栝楼、贝母，非半夏所能治也。"

现代多认为半夏味辛，性温，有毒。归脾、胃、肺经。具有燥湿化痰，降逆止呕，消痞散结的作用；外用可消肿止痛。

3. 配伍应用

半夏配伍黄芩：半夏辛散降逆，温燥化痰，入脾胃二经，为和胃降逆止呕之要药，且有消痞散结之功效；黄芩苦寒降泄，主入肺、脾、胃经，长于清热泻火燥湿，尤擅清肺热，降脾胃之湿热而和中止呕；两药配伍，寒温并济，既清肺泻火，和胃止呕，又散结消痞。常用于邪热与湿浊互结的痞满、泛恶、口苦、咽干等。如半夏泻心汤。

半夏配伍生姜：半夏辛温燥烈，强于燥湿化痰，和胃降逆止呕；生姜能温中散寒，主治中焦寒证，尤擅治胃寒呕吐。两药相伍，生姜抑制半夏温燥有毒之性，而使其偏于和胃降逆止呕。临床上常用于痰湿内阻，或水饮内停所引起的呕吐、咳嗽痰稀、苔白腻等症。如小半夏汤。

半夏配伍麦冬：半夏辛散降逆，为降逆化痰之要药，常用于气逆痰郁的咳嗽、吐痰等症。麦冬甘寒滋润，为滋养清润之品，功擅养阴润肺，清心除烦，益胃生津。两药合用，脾肺同治，寒温并济，减半夏温燥之性而彰降逆之功，缓麦冬滋养之性而不腻滞，脾胃健运而散精达肺，肺得濡养而降气逆，平咳喘。常用于肺胃阴伤、气火上炎证。如麦门冬汤。

半夏配伍黄连：半夏辛散能通而善降逆消痞散结，适宜于痰湿互结，郁滞心下之胃脘痞满；黄连苦寒降泄，能清热燥湿，尤擅清中焦湿火郁结，常用于湿热中阻之脘腹痞满、恶心呕吐等症。两药合用，共奏除湿和胃、降逆消痞之功。常用于胃脘痞满不舒、恶心呕吐、不思饮食等症。

鳖 甲

1. 来源

鳖甲为鳖科动物鳖的背甲。主产于湖北、湖南、安徽等地。全年均可捕捉，杀死后置沸水中烫至背甲上硬皮能剥落时取出，除去残肉，晒干，以砂炒后醋淬用。

2. 药性与功效

《神农本草经》曰："主心腹症瘕坚积，寒热，去痞息肉……。"《本草汇言》曰："除阴虚热疟，解劳热骨蒸之药也。厥阴血闭邪结，渐至寒热，为症瘕，为痞胀，为疟疾，为淋沥，为骨蒸者，咸得主之。"

现代多认为鳖甲味咸，微寒。归肝、肾经。具有滋阴潜阳、退热除蒸、软坚散结的作用。

3. 配伍应用

鳖甲配伍地骨皮：鳖甲滋阴以除骨蒸；地骨皮凉血退虚热。二者合用，有滋阴凉血、除蒸退虚热之功效，用于治疗邪伏阴分之夜热早凉或阴虚血热之骨蒸潮热。

鳖甲配伍三棱：鳖甲软坚散结；三棱破血行气。二者伍用，有破血散结、行气消积之功效，用于治疗气滞血淤之症瘕痞块或肝脾大等。

鳖甲配伍桃仁：鳖甲活血软坚散结；桃仁破血祛淤。二者合用，有破血消瘀之功效，用于治疗血瘀经闭及胁下症块等。

苍 术

1. 来源

苍术为菊科植物茅苍术或北苍术的干燥根茎。春、秋二季采挖，除去泥沙，晒干，去掉须根。生用、麸炒或米泔水炒用。

2. 药性与功效

《神农本草经》曰："治风寒湿痹死肌、痉、疸，止汗除热，消食，作煎饵久服。轻身延年不饥。"《名医别录》曰："主头痛，消痰水，逐皮间风水结肿，除心下急满及霍乱吐下不止，暖胃消谷嗜食。"《本草纲目》曰："治湿痰留饮……脾湿下流，浊沥带下，滑泄肠风。"

现代多认为苍术味辛、苦，性温。归脾、胃、肝经。具有燥湿健脾，祛风散寒，明目等作用。

3. 配伍应用

苍术配伍厚朴：苍术苦温辛烈，运脾燥湿。厚朴苦辛温，除湿宽肠，性味从辛、从燥、从苦组成，两药相伍，消食且散痰湿。对有湿、有滞、有积者尤宜。湿除脾运、中阳得振，专解湿邪困肿、运化失司诸证。

苍术配伍黄柏：黄柏苦寒，气味俱厚，性沉而降，以清下焦湿热为长。苍术味辛主散，性温而燥，化湿运脾，通治内外湿邪。二药均具雄壮之气，苍术得黄柏，二苦相合，燥湿之力倍增。黄柏得苍术，以温制寒，清热而不致损阳，二药相使相制，清热燥湿功效显著，常用于下焦湿热之足膝红肿热痛、足痿无力，或湿热带下、湿疮淋漓并见小便短赤、舌苔黄腻等病证。

苍术配伍防风：防风辛温轻散，既可祛风解表，又可胜湿止痛。苍术辛散苦燥，外能解风湿之邪，内能燥湿健脾。炒苍术辛散性弱，偏于燥湿健脾，可配防风祛风燥湿，因"风能胜湿"，专治湿盛水泻。生苍术其辛散性强，配防风以祛风发汗，同治风湿痹痛，一能燥湿，一能祛风，合用则既燥又散，风湿两邪俱除。

苍术配伍玄参：苍术燥湿健脾、升阳散邪。玄参滋阴降火、清热解毒。湿邪未尽而阴液已伤之消渴证，其治疗若单养阴滋阴恐能助湿，而祛湿又存劫阴之弊，两药配用，以玄参之润制苍术之燥，以苍术之燥制玄参之腻，则健脾滋肾、养阴逐邪，两擅其长。

柴　胡

1. 来源

柴胡为伞形科植物柴胡或狭叶柴胡的干燥根。按性状不同，分别习称"北柴胡"及"南柴胡"。春、秋二季采挖，除去茎叶及泥沙，干燥。切段，生用或醋炙用。解表退热宜生用，疏肝解郁宜醋炙，升阳可生用或酒炙。

2. 药性与功效

《神农本草经》曰："主心腹肠胃结气，饮食积聚。寒热邪气，推陈致新。"《本草纲目》曰："治阳气下陷，平肝、胆、三焦、包络相火，及头痛、眩晕、目昏、赤痛障翳，耳聋鸣，诸疟，及肥气寒热，妇人热入血室，经水不调，小儿痘疹余热，五疳羸热。"仲景治伤寒寒热往来，口苦耳聋，胸胁痛而无汗，设小柴胡汤同参、半、芩、草。

现代多认为柴胡味辛、苦，微寒。归肝、胆、肺经。具有疏散退热、疏肝解郁、升举阳气等作用。

3. 配伍应用

柴胡配伍黄芩：柴胡辛凉升散，泄半表半里之外邪，又可解郁。黄芩苦寒降泄，清半表半里之里邪，又可燥湿。柴胡升清阳，黄芩清热趋下。两药相配，能和解退热，适用于外感病邪半表半里、寒热往来之症，以及湿热内蕴之口苦咽干、胸胁胀满痞痛等症。

柴胡配伍白芍：柴胡味辛升散，长于疏肝解郁。白芍味酸，偏于养肝敛阴。两药配伍，有疏肝和血止痛的功效。常用于肝郁头晕目眩、胸胁疼痛、月经不调等症。

柴胡配伍前胡：柴胡性寒味辛，清轻疏散，偏入肝经，功擅疏肝解郁而升清。前胡辛散苦降，偏入肺经，功长宣散风热，降气祛痰。两药合用，一升一降，解热散风、调气止咳效果显著。

赤 芍

1. 来源

赤芍为毛茛科植物赤芍或川赤芍的干燥根。春、秋二季采挖，除去根茎、须根及泥沙，晒干，切片。生用或炒用。

2. 药性与功效

《神农本草经》曰："主邪气腹痛，除血痹，破坚积，寒热，疝瘕，止痛，利小便，益气。"《本草求真》曰："赤芍与白芍主治略同……白则能于土中泻木，赤则能于血中活滞。故凡腹痛坚积，血瘕疝痹，经闭目赤，因于积热而成者，用此则能凉血逐瘀，与白芍主补无泻，大相远耳。"

现代多认为赤芍味苦，微寒。归肝经。具有清热凉血，散瘀止痛等作用。

3. 配伍应用

赤芍配伍川芎：赤芍苦寒降泄血中瘀热而活血化瘀。川芎辛温，可活血行气，行血中气滞，谓"血中气药"。两者相伍，寒温并济，使活血化瘀之功力增，且能行气破滞而止痛。常用于月经不调、痛经、闭经、外伤疼痛、痈疽等瘀血证。

赤芍配伍白芍：赤芍性寒味苦，可清泻血中瘀热，而达凉血散瘀止痛之效。白芍性寒味酸，长于养血敛阴，柔肝止痛。两药配伍，一泻一补，一散一敛，共奏凉血、活血、养血、柔肝止痛之效。常用于血分有热之低热、津液不足、目赤、口干舌燥，以及肝郁血滞之胸胁胀痛，血虚兼瘀之月经不调、痛经、闭经。

川贝母

1. 来源

川贝母为百合科植物川贝母、暗紫贝母、甘肃贝母、梭砂贝母、太白贝母，或瓦布贝母的干燥鳞茎。按性状不同分别习称"松贝""青贝""炉贝"和"栽培品"。夏、秋二季或积雪融化后采挖，除去须根、粗皮及泥沙，晒干或低温干燥。

2. 药性与功效

《神农本草经》曰："治伤寒烦热，淋沥，邪气，疝瘕，喉痹乳难，金创风痉。"《本草汇言》："贝母，开郁，下气，化痰之药也，润肺消痰，止咳定喘，则虚劳火结之证，贝母专司首剂。"《本草汇编》："治虚劳咳嗽，吐血咯血，肺痿肺痈，妇人乳痈，痈疽及诸郁之证。"

现代多认为川贝母味苦、甘，微寒。归肺、心经。具有清热润肺、化痰止咳、散结消痈等作用。

3. 配伍应用

川贝母配伍杏仁：川贝母甘寒濡润，能润肺止咳，苦寒清泄，可清泄肺中之郁火而清热止咳，化痰散结，多用于肺热咳嗽或痰热燥咳诸症。杏仁味苦，苦泄肃降，长于下气定喘止咳，为止咳平喘之要药。两药配伍，清热润肺止咳，化痰散结功效显著。常用于咳嗽气喘，痰多壅肺等症。

川贝母配伍知母：二药性味苦甘寒，都入肺经，共有清肺润燥之功效。川贝母功擅清热化痰、润肺止咳，为治肺燥咳嗽或肺虚久咳之要药。知母功专清泻肺火、滋阴润肺，为治肺热咳嗽或阴虚燥咳之要药。两药配伍，清肺化痰、滋阴润燥功效增强。常用于肺燥或阴虚咳嗽，吐痰黏稠量少者，以及妊娠阴虚咳嗽之症。

川贝母配伍厚朴：川贝母苦寒清泄，甘寒质润，功善清热化痰、润肺止咳。厚朴辛温能燥湿化痰，苦温可下气行滞，为行气除胀、下气除满之要药。两药合用，寒温并济，既能化痰除湿、降气止咳，又能开郁消胀。常用于痰气上逆或停滞之咳喘，以及气滞所引起的胸腹胀满之症。

川贝母配伍浙贝母：二药性味苦寒，都有清热化痰、散结之功效。但川贝母另有甘寒质润之性，功擅润肺止咳，多用于肺热燥咳及肺虚久咳。浙贝母苦寒降泄之力强，功偏清热散结消痈，多用于外感风热，或痰热壅肺，或火毒，或痰热互结所引起的病症。两药相须为用，共奏清热散结消痈、化痰止咳之效。常用于肺虚外感风热，或痰热郁结阻肺，或火毒炽盛所致的肺热咳嗽、痰少黄稠、瘰疬、瘿瘤、疮痈乳痈等症。

川 芎

1. 来源

川芎为伞形科植物川芎的根茎。5 月采挖，除去泥沙，晒后烘干，再去须根。用时切片生用或酒炙。

2. 药性与功效

《神农本草经》曰："主中风入脑头痛、寒痹，筋脉缓急，金疮，妇人血闭无子。"《本草汇言》曰："芎藭（即川芎），上行头目，下调经水，中开郁结，血中气药……尝为当归所使，非第治血有功，而治气亦神验也……味辛性阳，气善走窜而无阴凝黏滞之态，虽入血分，又能去一切风，调一切气。"《本草新编》曰："川芎……血闭者能通，外感者能散，疗头风其神，止金疮疼痛。此药可君可臣，又可为佐使，但不可单用……倘单用一味以补血则血动，反有散失之忧。若单用一味以止痛则痛止，转有暴亡之虑。"

现代多认为川芎味辛，性温。归肝、胆、心包经。具有活血行气、祛风止痛等作用。

3. 配伍应用

川芎配伍当归：川芎辛温，性善走散，功专活血化瘀，行气止痛。当归甘温，功善补血调经，活血止痛。两药配伍，共奏活血行气、化瘀止痛之效。常用于风湿痹痛，月经不调，产后瘀血腹痛等气滞血瘀或血虚之症。

川芎配伍柴胡、香附：川芎辛散温通，主入肝经，为血中气药，偏于活血行气、祛风通络止痛。香附味辛性平，主归肝经，善散肝气之郁结，通调三焦之滞气。柴胡入肝经，有疏肝解郁、条达肝气的作用。三药合用，有疏肝理气、活血止痛之效。常用于瘀阻经络或肝郁气滞诸症。

川芎配伍红花：二药都主入心、肝经。川芎辛香走窜，有活血化瘀、行气止痛之效。红花辛温，为活血通经、祛瘀止痛之要药。两药配伍，活血调经、行气止痛功效显著。常用于胸痹疼痛、胁肋腹痛、月经不调等气滞血瘀阻滞心脉之症。

川芎配伍白芷：二药都有辛散温通、善于走窜之性而祛风止痛。川芎长于行气止痛，可治疗少阳头痛及多种头痛，为治头痛之要药。白芷善于解表散寒燥湿、通窍止痛，可治疗阳明经头痛，前额、眉棱骨疼痛。两药配伍，有散风除湿、行气止痛的功效。常用于风湿头痛，或风湿阻滞经络之周身痹痛、关节疼痛等症。

川芎配伍白僵蚕、菊花：川芎辛香走窜，功擅上行头目而祛风止痛。白僵蚕和菊花都有疏散风热的作用。但白僵蚕还有息风止痉、化痰散结之功；菊花有清热明目、平抑肝阳之效。三药合用，常用于风热头痛之症。

葱　白

1. 来源

葱白为百合科植物葱近根部的鳞茎。我国各地均有种植，随时可采。采挖后，切去须根及叶，剥去外膜，鲜用。

2. 药性与功效

《神农本草经》曰："主伤寒，寒热，出汗，中风，面目肿。"《本草纲目》曰："除风湿，身痛麻痹，虫积心痛，止大人阳脱，阴毒腹痛，小儿盘肠内钓，妇人妊娠溺血，通奶汁，散乳痈。"

现代多认为葱白味辛，性温。归肺、胃经。具有发汗解表、散寒通阳等作用。

3. 配伍应用

葱白配伍淡豆豉：葱白辛温，通阳而能解表祛寒。淡豆豉辛甘，宣郁而解表除烦。二药相须合用，轻清之剂，具有通阳宣郁、解表发汗的作用，适用于初感风寒，卫阳郁遏，肌腠密闭，肺气郁滞，清窍不利之无汗恶寒、头痛鼻塞、声重而嚏者。阳遏宜通，葱白发汗通阳；气闭宜宣散，豆豉宣郁散邪。二药合用气和性平，辛温而不燥，发汗而不烈，且不过汗伤津，故阳遏气闭者，唯此二药合用最宜。

葱白配伍附子、干姜：葱白辛散温通，能宣通阳气，温散寒凝，可使阳气上下顺接、内外通畅。附子、干姜为辛、热之品，均能助阳散寒，葱白与之同用，葱白能通达所补之阳气，并使之合于阴，能使被格拒于上的阳气入于阴中。

大 枣

1. 来源

大枣为鼠李科植物枣的成熟果实。秋季果实成熟时采收，晒干，生用。

2. 药性与功效

《神农本草经》曰："治心腹邪气，安中养脾，助十二经，平胃气，通九窍，补少气少津，身中不足，大惊，四肢重，和百药。"《名医别录》曰："补中益气，强力，除烦闷。"

现代多认为大枣味甘，性温。归脾、胃、心经。具有补中益气、养血安神等作用。

3. 配伍应用

大枣配伍生姜：大枣味甘色赤，气味俱厚，甘者壅滞，且甘守力多，善补中益气，扶脾安胃。生姜味辛色黄，性温，善散寒解表，温中和胃。两药合用，刚柔相济，调理脾胃。

大枣配伍甘草：甘草味甘性平，归心、肺、脾、胃经，具有益气补中，清热解毒，祛痰止咳，缓急止痛，调和药性之功效。大枣甘温，能补脾益气、养心安神，为治疗心失充养，心神无主而脏躁的要药。两药合用，调脾胃，益中气，和营卫，调阴阳。

大 黄

1. 来源

大黄为蓼科植物掌叶大黄、唐古特大黄或药用大黄的干燥根和根茎。掌叶大黄和唐古特大黄药材称北大黄，主产于青海、甘肃等地。药用大黄药材称南大黄，主产于四川。于秋末茎叶枯萎或次春发芽前采挖。除去须根，刮去外皮切块干燥，生用，或酒炒、酒蒸、炒炭用。

2. 药性与功效

《神农本草经》曰："味苦，寒。主下瘀血，血闭，寒热，破症瘕积聚，留饮，宿食，荡涤肠胃，推陈致新，通利水谷，调中化食，安和五脏。"《药性论》曰："主寒热，消食，炼五脏，通女子经候，利水肿，破痰实，冷热积聚，宿食，利大小肠，贴热毒肿，主小儿寒热时疾，烦热，蚀脓，破留血。"《本草纲目》曰："下痢赤白，里急腹痛，小便淋沥，实热燥结，潮热谵语，黄疸，诸火疮。"

现代多认为大黄味苦，性寒。归脾、胃、大肠、肝、心包经。具有泻下攻积、清热泻火、凉血解毒、逐瘀通经的作用。

3. 配伍应用

大黄配伍附子：大黄性寒味苦，可泻下导滞以破积，尤宜于实热积滞；附子辛热，温里散寒，开凝结之阴邪。两药配伍，寒热并济，可温下寒实积滞，常用于阳虚寒凝、里实内结的腹痛便秘等症。如大黄附子汤（《金匮要略》）。

大黄配伍茵陈：大黄可导湿热从大便出而泻热通便；茵陈为治黄疸要药，能引湿热从小便出而清热利湿退黄。两药配伍，可清泄湿热，常用于湿热壅结的发黄、胁痛诸症。如茵陈蒿汤（《伤寒论》）。

大黄配伍肉桂：大黄苦寒，峻下攻积，泻热凉血，逐瘀通经；肉桂辛热，补火助阳以消阴翳，且温补肾阳，又引火归原。两药合用，寒热相济，降低大黄的寒凉猛峻之弊，性归平和，降气平肝，常用于寒积便秘等。

大黄配伍芒硝：大黄苦寒沉降，峻下热结，走而不守，有斩关夺门之功，号称"将军"。芒硝咸寒，可润燥软坚。两药相须为用，可破积导滞，泻热通便而推陈致新。常用于胃肠实热燥结便秘，痞满燥实，阳明高热，神昏谵语者。如调胃承气汤（《伤寒论》）。

大黄配伍当归：大黄攻下热结，逐瘀通经；当归补血活血，润肠通便。两药配伍，有补血润燥、泻下通便之效。常用于阳明腑实兼血虚者。如黄龙汤（《伤寒六书》）。

大　戟

1. 来源

大戟为大戟科植物大戟的干燥根。秋、冬二季采挖，洗净，晒干。

2. 药性与功效

《神农本草经》曰："味苦，寒。主蛊毒，十二水肿，满，急痛，积聚，中风，皮肤疼痛，吐逆，一名邛钜。"《本草纲目》曰："苦，寒，有小毒。能泻脏腑之水湿。"

现代多认为大戟味苦，性寒，有毒。归肺、脾、肾经。泻水逐饮，消肿散结。用于水肿胀满，胸腹积水，痰饮积聚，气逆咳喘，二便不利，痈肿疮毒，瘰疬痰核。

3.配伍应用

京大戟配伍甘遂、芥子：京大戟、甘遂均有毒，泻水逐饮散结；芥子祛皮里膜外之痰。三者配伍，有祛痰逐饮之功效。适用于治疗痰饮停滞膈下之咳嗽、胸痛、胁痛、喉中痰鸣或胸背颈项隐痛不忍等。方如加味控涎丹。

京大戟配伍大枣：京大戟泻水逐饮，性较峻烈；大枣甘温益气，缓急护胃，既能缓解京大戟的峻烈之性，又能顾护胃气，使泻水而不伤正气。适用于水肿胀满及悬饮胁痛等。方如十枣汤。

京大戟配伍木香：京大戟泻水逐饮，通利二便；木香行气宽中。二者配伍，有逐水行气、消胀除满之功。适用于水湿停留、气机阻滞引起的喘息、全身肿满、小便不利等症。方如舟车丸。

京大戟配葶苈子：京大戟泻水逐饮；葶苈子利水消肿。二者配伍，峻下逐水功效更显著。适用于湿热所致的水肿。方如大戟散。

京大戟配伍苍术：京大戟泻水逐饮；苍术燥湿健脾。两药合用，有行水健脾之功。适用于湿盛困脾之水肿胀满。方如苍戟丸。

淡竹叶

1.来源

本品为禾本科植物淡竹叶的干燥茎叶。夏季未抽花穗前采割，晒干切段，生用。

2.药性与功效

《神农本草经》曰："主咳逆上气溢筋急，恶疡，杀小虫。根，作汤，益气止渴，补虚下气。汁，主风痉痹。实，通神明，轻身益气。"《本草纲目》曰："去烦热，利小便，清心。"

现代多认为竹叶味甘、淡，性寒。归心、胃、小肠经。具有清热泻火、除烦止渴、利尿通淋等作用。

3. 配伍应用

竹叶配伍生石膏：竹叶甘淡性寒，轻浮上达，能解散上焦风热，清心肺之火热，导小肠膀胱湿热下行，清上导下，可升可降。生石膏清泻肺胃火热，除烦止渴。二药合用，辛凉甘寒，清解阳明，清肺胃热，主治肺热咳嗽、气逆不得平卧、口舌生疮、口干口渴等症。

竹叶配伍木通：竹叶上能直清心火而除烦，下能利小便而渗湿。木通上能通心清肺降心火，下能泻小肠湿热，通利二便。心与小肠相表里，泻小肠即泻心火。二药合用，清心利水，寓有治腑以治脏之意，可治心移热于小肠之热盛心烦、口疮舌红、尿赤涩痛、赤白带下等。

竹叶配伍荷梗：竹叶体轻气薄，味甘而淡，气寒而凉，轻能走上，辛能散郁，甘能缓脾，凉能清心，寒能清热；竹叶以清利为主，导热下行，令其从小便而解。荷梗味苦气平，中空体轻，能祛暑清热，理气宽胸，升发清阳；荷梗以升清为要，理气宽中，消胀除满，醒脾开胃。二药配伍，一升一降，相互为用，清心火，利小便，祛暑湿，宽胸膈，消胀除满之力增强。

当 归

1. 来源

当归为伞形科植物当归的干燥根。秋末采挖，除尽芦头、须根，待水分稍行蒸发后按大小粗细分别捆成小把，用微火缓缓熏干或用硫黄烟熏，防蛀防霉，切片生用，或经酒拌、酒炒用。

2. 药性与功效

《神农本草经》曰："主咳逆上气，温疟寒热洗洗在皮肤中。妇人漏下绝子，诸恶疮疡，金疮。"《本草纲目》曰："治头痛，心腹诸痛，润肠胃、筋骨、皮肤，治痈疽，排脓止痛，和血补血。"

现代多认为当归味甘、辛，性温。归肝、心、脾经。具有补血活血、调经止痛、润肠通便等作用。

3. 配伍应用

当归配伍白芍、熟地：当归甘润温通，能补善行，长于补血活血，调经止痛，为血病之良药、妇科之良品。白芍性寒苦酸，偏于补血柔肝，敛阴止痛。熟地黄为养血补虚，填精益髓之要药。三药配伍，养血理血功效显著。常用于血虚所致的头晕目眩、心悸、疲倦、月经不调等症。

当归配伍赤芍：当归功善养血补虚，活血止痛。赤芍苦寒，长于清热凉血，活血行滞，散瘀止痛。两药配伍，可显著增强活血止痛的效果。常用于泻痢腹痛、便血有脓、肝脾不和之腹中拘急疼痛等症。

当归配伍黄芪：当归可养血补虚，为补血良药。黄芪甘温善补，功擅补脾肺之气，以益气生血固表。两药配伍，使有形之血得无形之气而能速生，阳生阴长，气血双补。常用于劳倦内伤、肌热面赤、烦渴、脉虚大无力，以及血虚气弱、气不摄血之紫癜、鼻衄、便血、面色萎黄、心悸怔忡、气短懒言等症。

当归配伍肉苁蓉：当归甘润温通，长于养血补虚，润肠通便。肉苁蓉有补肾阳、益精血、润肠通便之效，适用于肾阳不足、精血亏虚之症。两药合用，共奏温润通便之效。常用于肾阳虚弱、精血不足之肠燥便秘。

当归配伍荆芥：当归甘温，功擅补血，活血止痛。荆芥辛散温通，长于祛风解表、止痒解痉，炒炭后增强其止血作用。两药配伍，既能补血活血止血，又可祛风止痒。常用于脏腑血弱，伤及血络，血不归经之肠风下血，或产后血虚之急救，以及血虚生风见上述症状者。

当归配伍火麻仁：当归甘润温通，能补擅行，有养血活血、润肠通便的效果。火麻仁甘平，质润多脂，能润肠通便，且滋养补虚，多用于老年人、产妇及体弱津血不足之肠燥便秘症。两药配伍，润肠通便作用显著。常用于血虚所引起的肠燥便秘。

冬葵子

1. 来源

冬葵子为锦葵科植物冬葵的干燥成熟种子，多为栽培。全国各地均有产。夏、秋二季种子成熟时采收。除去杂质，阴干，生用或捣碎用。

2. 药性与功效

《神农本草经》曰："味甘，寒。主五脏六腑寒热、羸瘦、五癃，利小便。久服，坚骨、长肌肉、轻身延年。"《名医别录》曰："疗妇人乳难内闭。"《得配本草》曰："滑肠达窍，下乳滑胎，消肿，通关格，利二便。"

现代多认为冬葵子味甘、涩，性凉。归大肠、小肠、膀胱经。具有利尿通淋、下乳、润肠等作用。

3. 配伍应用

冬葵子配伍木通：冬葵子甘凉清泄，功能利水道；木通苦寒清泄，功能清膀胱湿热。两药相须，能增强清热利水通淋之功。适用于膀胱湿热蕴结所致的淋证。

冬葵子配伍穿山甲：冬葵子具有下乳消胀之功；穿山甲具有活血通经下乳之功。两药配伍，能促进乳汁分泌，消除乳房胀痛。适用于产后乳胀、乳少等症。

冬葵子配伍郁李仁：冬葵子、郁李仁均质润滑肠，能润燥通便。两药配伍，可增强润肠通便之力。适用于肠燥便秘。

独 活

1. 来源

独活为伞形科植物重齿毛当归的干燥根。春初苗刚发芽或秋末茎叶枯萎时采挖，除去须根和泥沙，烘至半干，堆置 2 ~ 3 天，发软后再烘至全干。切片，生用。

2. 药性与功效

《神农本草经》曰："治风寒所击，金疮，止痛，奔豚，痫痉，女子疝瘕。"《本草正义》曰："凡风寒湿邪之痹于肌肉，着于关节者，非利用此气雄味烈之品，不能直达于经脉骨节之间，故为风痹痿软诸大证必不可少之药。"《本草正》曰："专理下焦风湿，两足痛痹，湿痒拘挛。"

现代多认为独活味辛、苦，性微温。归肾、膀胱经。具有祛风除湿、通痹止痛等作用。

3. 配伍应用

独活配伍桑寄生：独活辛苦微温，其气芳香，性走窜，搜风祛湿，为治疗风湿痹痛之要药。桑寄生苦甘而性平，既能祛风湿，调血脉，舒筋通络，又能补肝肾，强筋骨。两药合用，善入足少阴经，能益肾壮骨，祛风除湿，通痹止痛，具有扶正祛邪并施，标本兼顾之特点。

独活配伍羌活：独活辛散苦燥温通，其性和缓，善行血分，长于祛风湿，能通行气血，疏导腰膝，下行腿足，善治少阴伏风头痛、腰腿膝足风湿痹痛等症，尤以腰膝、腿足关节疼痛属下部寒湿者为宜。羌活味辛、苦，性温，气清性烈，发散力强，善行气分，质体清轻，能直上颠顶，横行肢臂，善治上部风邪，尤以肩背肢节疼痛者为佳。两药合用，一治少阴伏风，一治足太阳游风，上下兼治，既能增强祛风胜湿、通痹止痛的作用，又能照顾表里上下。

矾 石

1. 来源

矾石为硫酸盐类矿物明矾石经加工提炼制成。主要成分为含水硫酸铝钾。

2. 药性与功效

《神农本草经》曰："礬（矾）石，味酸，寒。主寒热泄利，白沃阴蚀，恶疮，目痛，坚筋骨齿。炼饵服之，轻身不老，增年。一名羽涅，一名羽泽，生山谷。"《本草纲目》曰："吐下痰涎饮澼，燥湿解毒追涎，止血定痛，蚀恶肉，生好肉，治痈疽疔肿恶疮，癫痫疸疾，通大小便，口齿眼目诸病，虎犬蛇蝎百虫伤。"

现代多认为白矾味酸、涩，性寒。归肺、脾、肝、大肠经。外用解毒杀虫，燥湿止痒；内服止血止泻、祛除风痰。外治用于湿疹、疥癣、脱肛、痔疮、聤耳流脓；内服用于久泻不止、便血、崩漏、癫痫发狂。

3. 配伍应用

白矾配伍煅石膏：白矾外用以收湿止痒见长，煅后尚有敛疮生肌之功；煅石膏长于收湿敛疮生肌。两药配伍，共奏收湿止痒、敛疮生肌之功。适用于湿疹瘙痒、湿疮等症。

白矾配伍儿茶：两药皆味涩收敛，均有收敛止血、敛疮生肌之功。两药相配，可增强止血生肌之效。适用于吐衄下血、外伤出血等出血证。

白矾配伍五倍子：两药皆为酸涩之品，内服均有涩肠止泻、收敛止血之功。两药相伍涩肠固脱而止泻痢，收敛止血，适用于久泻、久痢，也可用治便血、崩漏下血等出血证。方如玉关丸。

白矾配伍郁金：白矾酸涩性寒，内服有清热消痰功效，善化顽痰；郁金辛苦性寒，功擅凉血清心，解郁开窍。两药相配，则能清心祛痰，开窍醒神。适用于痰热蒙蔽心窍之癫狂、癫痫等症。方如白金丸。

防 风

1. 来源

防风为伞形科植物防风的根。春、秋二季采挖未抽花茎植株的根，除去须根及泥沙，晒干，切片。生用或炒炭用。

2. 药性与功效

《神农本草经》曰："主大风，头眩痛，恶风，风邪，目盲无所见，风行周身，骨节疼痹，烦满。"《本草纲目》释名曰："防者，御也。其功疗风最要，故名……疗头风胀痛如神。"

现代多认为防风味辛、甘，性微温。归膀胱、肝、脾经。具有祛风解表、胜湿止痛、止痉等作用。

3. 配伍应用

防风配伍桂枝：防风味辛、甘，性微温，辛温发散，气味俱升，以辛散祛风解表为主。桂枝辛甘性温，解肌发表，透达营卫。二者配伍，相辅相成，可行于周身内外，祛风散邪。

防风配伍秦艽：防风辛温，性温不燥，功能祛风散寒、胜湿止痛。秦艽辛能散风，苦能燥湿，其性平偏凉兼能清热，大凡风湿痹痛，不论寒热新久均可配伍使用。二者配伍能祛风除湿、活络止痛而无疏散辛燥之偏，适用于热痹及风寒湿痹体弱血虚者。

防风配伍白术、黄芪：防风为"风药中润剂"，其药性平和，微温不燥，甘缓不峻。黄芪味甘，性微温，长于补益肺脾，顾护肌表。白术味甘、苦，性温，为脾脏补气第一要药。对卫气不足，肌表不固，而感受风邪者，防风与黄芪、白术等益卫固表药同用，相反相成，祛邪而不伤正，固表而不留邪，共奏扶正祛邪之效。

防风配伍天南星：防风辛温，既能辛散外风，又能息内风以止痉。天南星味苦、辛，性温，善走经络，为开涤风痰之专药。二者配伍能祛风湿、除痰通络。常用于外邪引起的风痰壅滞经络之头痛、身痛、麻木等。

防风配伍荆芥：防风药性平和，微温不燥，甘缓不峻，升浮走表散风寒，以祛风见长，兼可胜湿止痛、止痉。荆芥辛温，功擅祛风解表止痉，二药合用，其祛风解表之力增强，二者性均平和，故可用于风寒、风热、风湿为患的外感，可祛风、散寒、胜湿。二者合用皆可止血、止泻。荆芥偏入血分，防风偏入气分，气血同治，相须为用，加强祛风疗效，故亦可用于风寒湿痹证。

防 己

1. 来源

防己为防己科植物粉防己的干燥根。习称"汉防己"，主产于安徽、浙江、江西、福建等地。秋季采挖，洗净，除去粗皮，切段，粗根纵切两半，晒干。切厚片，生用。

2. 药性与功效

《名医别录》曰："疗水肿，风肿，去膀胱热，伤寒，寒热邪气，中风手足挛急……通腠理，利九窍。"《本草拾遗》曰："汉（防己）主水气，木（防己）主风气，宣通。"《本草求真》曰："防己，辛苦大寒，性险而健，善走下行，长于除湿、通窍、利道。能泻下焦血分湿热及疗风水要药。"

现代多认为防己味苦，性寒。归膀胱、肺经。具有祛风止痛、利水消肿等作用。

3. 配伍应用

防己配伍桂枝：防己苦寒，利水清热祛风、通络止痛，擅泄下焦湿热；桂枝甘温，通络除痹止痛、温阳化气行水。二者伍用，可增强其祛风除湿、除痹止痛，温阳化气、利水消肿之功效，用于治疗下肢重着肿痛以及风寒湿邪侵袭经络所致的痹症。

防己配伍黄芪：防己苦寒降泻，利水消肿、祛风除湿；黄芪甘温补中，益气固表、利水消肿。防己重在祛邪，主降；黄芪偏于补益，主升。二者相使为用，共奏益气利水消肿之功效，用于治疗风水浮肿、汗出恶风，气虚水肿、按之凹陷不起，小便不利以及湿痹之肢体肿胀、重着麻木等。

茯 苓

1. 来源

茯苓为多孔菌科真菌茯苓的干燥菌核。多于 7～9 月采挖，挖出后除去泥沙，堆置"发汗"后，摊开晾至表面干燥，再"发汗"，反复数次至现皱纹、内部水分大部散失后，阴干，称为"茯苓个"；或将鲜茯苓按不同部位切制，阴干，分别称为"茯苓块"和"茯苓片"。

2. 药性与功效

《神农本草经》曰："主胸胁逆气，忧患，惊邪，恐悸，心下结痛，寒热烦满，咳逆，口焦舌干，利小便。久服安魂，养神，不饥，延年。"《世补斋医书》曰："茯苓一味，为治痰主药，痰之本，水也，茯苓可以行水；痰之动，湿也，茯苓又可行湿。"《医学衷中参西录》曰："能化胃中痰饮为水液，引之输于脾而达于肺，复下循三焦水道以归膀胱，为渗湿利痰之主药。"

现代多认为茯苓味甘、淡，性平。归心、肺、脾、肾经。具有利水消肿、渗湿、健脾、宁心等作用。

3. 配伍应用

茯苓配伍猪苓：二药都有利水渗湿的功效。茯苓尚可健脾宁心。猪苓功专利水。两药相须为用，利水之力增强，常用于水湿内停、脚气、便溏、水肿、小便不利、淋浊带下等症。

茯苓配伍泽泻：茯苓可通调水道，渗湿利水且不伤正。泽泻利水泻热，善除肝肾之火。两药合用，使水道通畅无阻，既利水消肿，又健脾除湿。常用于小便不利、水肿、泄泻、淋浊带下等水湿内停之症。

茯苓配伍半夏：茯苓性平味甘淡，善于渗湿而健脾消痰，且为利水渗湿之要药。半夏性味辛燥，长于燥湿化痰，降逆止呕。两药配伍，祛湿作用显著。可治疗痰饮内停之咳嗽、胸膈痞闷、不食、四肢困倦乏力、恶心呕吐等症。

茯苓配伍当归：茯苓可渗湿而健脾宁心。当归能补血而宁心安神。两药合用，共奏补脾宁心、补血安神之功效。常用于心脾不足、惊悸失眠等症。

茯苓配伍人参：茯苓可渗利水湿而健运脾胃。人参能大补元气而补益脾胃。两药配伍，共奏利水渗湿、补气健脾之效。临床上常用于脾虚之症。

附　子

1. 来源

附子为毛茛科植物乌头的子根的加工品。主产于四川、湖北、湖南等地。6

月下旬至 8 月上旬采挖，除去母根、须根及泥沙，习称"泥附子"。加工炮制为盐附子、黑附片（黑顺片）、白附片、淡附片、炮附片。

2. 药性与功效

《神农本草经》曰："主风寒咳逆邪气，温中，金创，破症坚积聚，血瘕，寒温，踒（《御览》作痿）躄，拘挛膝痛，不能行步。"《本草汇言》曰："附子，回阳气，散阴寒，逐冷痰，通关节之猛药也。诸病真阳不足.虚火上升，咽喉不利，饮食不入，服寒药愈甚者，附子乃命门主药，能入其窟穴而招之，引火归元，则浮游之火自熄矣。凡属阳虚阴极之候，肺肾无热证者，服之有起死之殊功。"《本草正义》曰："附子，本是辛温大热，其性善走，故为通十二经纯阳之要药。外则达皮毛而除表寒，里则达下元而温痼冷，彻内彻外。凡三焦经络，诸脏诸腑，果有真寒，无不可治。"

现代多认为附子味辛、甘，有大毒。归心、肾、脾经。具有回阳救逆，补火助阳，散寒止痛的作用。

3. 配伍应用

附子配伍干姜：二者均有回阳救逆之功效，但附子走而不守，助肾阳而破阴寒；干姜守而不走，暖脾胃而散寒邪。相须为用，有温补脾肾、助阳散寒之功效，用于治疗脾肾阳虚之畏寒肢冷、下利清谷、脘腹冷痛、五更泄泻；或阳虚欲脱之四肢厥逆、汗出湿冷、脉微欲绝者。

附子配伍白术、茯苓：附子温肾助阳；白术健脾燥湿；茯苓渗湿利水。三者伍用，有温肾健脾、利水消肿之功效，用于治疗脾肾阳虚、湿浊聚集之水肿、小便不利、慢性泄泻等。

附子配伍肉桂：附子辛热燥烈，走而不守，为通行十二经之纯阳之品，有回阳救逆之功；肉桂辛甘性热，能走能守，偏暖下焦而温肾阳，更能引火归元。二药相须为用，附子善入气分而散寒止痛；肉桂善入血分而温经通脉。共奏温肾助阳、引火归元、温经散寒止痛之功效，用于治疗下焦命门火衰、肾阳不足之腰膝酸软、形寒肢冷、阳痿、尿频、小便清长等症以及风寒湿痹之关节酸痛、一身尽痛者。

甘 草

1. 来源

甘草为豆科植物乌拉尔甘草、胀果甘草或光果甘草的干燥根和根茎。春、秋采挖，以秋采者为佳。除去须根，晒干，切厚片，生用或蜜炙用。

2. 药性与功效

《神农本草经》曰："主五脏六腑寒热邪气，坚筋骨，长肌肉，倍力，金创尰，解毒。"《名医别录》曰："温中下气，烦满短气，伤脏咳嗽。"《本草汇言》曰："和中益气，补虚解毒之药也。"《本草正》曰："味至甘，得中和之性，有调补之功，故毒药得之解其毒，刚药得之和其性……助参芪成气虚之功。"

现代多认为甘草味甘，性平。归心、肺、脾、胃经。具有补脾益气、祛痰止咳、缓急止痛、清热解毒、调和诸药等作用。

3. 配伍应用

甘草配伍人参：甘草功擅补脾益气养心，可治脾虚气弱，气虚血亏之心动悸、脉结代等。人参长于大补元气，安神增智，为治脾肺气虚之主药。两药相伍，健脾养心，宁心安神之效大增。常用于心气血不足之心动悸、脉结代等症。

甘草配伍金银花：甘草有清热解毒、消肿止痛之功。金银花清热解毒力强，为治一切内痈、外痈之要药。两药配伍，共奏清热解毒、消肿散痈之效。常用于湿疹和面部痤疮等疮痈痒疹之症。

甘草配伍大枣：甘草甘平性缓，功擅补脾益气养心，缓急和中。大枣甘温善补，功长补中益气，养血安神，为调补脾胃的常用药。两药配伍，既能补脾和中，又可养血安神。常用于腹痛、泄泻、妇女脏躁、精神恍惚、睡眠不安等症。

甘草配伍白芍：甘草性平味甘，能补能缓能和，长于补脾益气，缓急止痛。白芍酸寒，能收能敛，偏于补血敛阴，柔肝，缓急止痛。两药配伍，有养血敛阴、缓急止痛的效果。常用于胃痛、腹痛、四肢挛急疼痛等症。

甘草配伍桂枝：心阳素虚之人，或过汗之后，既伤心液，也伤胸阳。用桂枝助心阳之气，不用姜、枣为佐，使其阳上达，不使其外达。炙甘草为益阴生阳，补脾缓中之品。用甘草以益中焦之营气，因中焦能化生精微，产生营气。心阳既足，营血也充，则诸症自易解除。

甘　遂

1. 来源

甘遂为大戟科植物甘遂的干燥块根。春季开花前或秋末茎叶枯萎后采挖，除去外皮，晒干。生用或醋制用。

2. 药性与功效

《神农本草经》曰："味苦，寒。主治大腹疝瘕，腹满，面目浮肿，留饮宿食，破症坚积聚，利水谷道。"《珍珠囊》曰："味苦气寒，苦性泄，寒胜热，直达水热所结之处，乃泄水之圣药。水结胸中，非此不能除，故仲景大陷胸汤用之，但有毒，不可轻用。"《本草纲目》曰："大腹疝瘕，腹满，面目浮肿，留饮宿食，破症坚积聚，利水谷道。"

现代多认为甘遂味苦，性寒；有毒。归肺、肾、大肠经。具有泻水逐饮、消肿散结的功效。

3. 配伍应用

芒硝配伍甘遂：芒硝泻下攻积，润燥软坚；甘遂泻水逐饮，散结消肿。两药配伍，可达破结通利、攻逐水饮之效。常用于水热互结，心下至少腹硬满而痛，大便秘结者。如通畅饮。

干　姜

1. 来源

干姜为姜科植物姜的干燥根茎。冬季采挖，除去须根和泥沙，晒干或低温干燥。趁鲜切片晒干或低温干燥者称为"干姜片"。

2. 药性与功效

《神农本草经》曰："主胸满咳逆上气，温中，止血，出汗，逐风湿痹，肠澼下利。生者尤良。"《珍珠囊》曰："干姜其用有四：通心阳，一也；去脏腑沉寒痼冷，二也；发诸经之寒气，三也；治感寒腹痛，四也。"《本草求真》曰："干姜，大热无毒，守而不走，凡胃中虚冷，元阳欲绝，合以附子同投，则能回阳立效，故书有附子无姜不热之句。"

现代多认为干姜味辛，性热。归脾、胃、肾、心、肺经。具有温中散寒、回阳通脉、温肺化饮等作用。

3. 配伍应用

干姜配伍附子：干姜善于温暖中焦，使脾阳得温而健运水谷，肺阳得暖而化饮止咳。附子大辛大热，可回阳救逆，补火助阳，使阳气振奋，血液鼓舞，且通达四肢筋脉。两药配伍，共奏温暖脾肾、散寒止痛之功。常用于脾肾阳虚、阴寒内盛之畏寒肢冷，腹痛，下利清谷，以及亡阳虚脱之症。

干姜配伍白术：干姜辛热燥烈，主入脾胃而长于温中散寒、健运脾阳，为温暖中焦之主药。白术苦甘而温，专主脾胃，以补土胜湿见长，既补气健脾，又燥湿利水。两药配伍，共入脾胃经，温中补虚，健脾运湿。适用于脾阳不足、脘腹冷痛等。

干姜配伍五味子：干姜辛热温脾胃之寒，入肺经，善于温肺散寒化饮，可杜绝生痰之源。五味子酸温收敛，止咳平喘以治标。两药合用，一收一散，一开一合，干姜得五味子，不致发散太过，耗伤肺气。五味子得干姜，不致酸收太过，敛肺留邪。适用于寒饮伏肺之咳喘。

干地黄

1. 来源

本品为玄参科植物地黄的新鲜或干燥块根。秋季采挖，除去芦头、须根及泥沙，鲜用；或将地黄缓缓烘焙至约八成干。前者习称"鲜地黄"，后者习称"生地黄"，即干地黄。本品气微，味微甜。以切面乌黑者为佳。生用。

2. 药性与功效

《神农本草经》曰："味甘，寒。主折跌绝筋，伤中，逐血痹，填骨髓，长肌肉。作汤，除寒热积聚，除痹，生者尤良。久服，轻身不老。"《重修政和经史证类备用本草》曰："味甘、苦，寒，无毒。主男子五劳七伤，女子伤中，胞漏，下血，破恶血，溺血。利大小肠，去胃中宿食，饱力断绝，补五脏内伤不足，通血脉，益气力，利耳目。生者尤良。"

现代多认为干（生）地黄味甘，性寒。归心、肝、肾经。有清热凉血，养阴生津之功效。用于热入营血，温毒发斑，吐血衄血，热病伤阴，舌绛烦渴，津伤便秘，阴虚发热，骨蒸劳热，内热消渴。

3. 配伍应用

干地黄配伍熟地黄：功用清热凉血，养阴补血，填精益髓。两药同为一物。生地甘寒质润，有清热凉血、养阴生津之效，热病伤阴，余邪未尽者可以使用。熟地黄为生地黄经过加工炮制而成，性温，味甘，气厚，有补血养阴、填精益髓、补益肝肾之效。两药配伍，能滋阴补血，益精填髓，凉血止血。常用于阴虚有热，肾阴亏虚之骨蒸潮热，低热不退，头晕失眠，月经不调或崩漏等症。

干地黄配伍玄参：功用清热凉血，养阴生津。二药均有清热凉血、生津润燥的功效。不同的是生地黄善于凉血止血，玄参偏于凉血解毒。两药配伍，常用于狂乱谵语，斑疹显露或吐衄；热病伤津之口渴心烦、便秘、咽喉焮肿、口干等症。

干地黄配伍白芍：功用清营凉血。生地黄可清热凉血，养阴润燥；白芍功擅养血敛阴，柔肝止痛。两药相伍，有清热凉血之效。对阴虚有热、血虚热入营血等症有效。常用于热迫血行之尿血、吐衄，血虚有热之月经不调、经血过多、崩漏、大便秘结等症。

干地黄配伍生姜：功用疏营透邪。生地黄性寒，清热凉血，滋阴；生姜温通，解表散寒，止痛和血。两药配伍，寒温并用，有清营透邪、和血之效。常用于热病伤阴、血虚有热引动伏邪，以及气血不调所引起的症状。

葛 根

1. 来源

葛根为豆科植物野葛的干燥根。习称野葛。秋、冬二季采挖，趁鲜切成厚片或小块；干燥。生用或煨用。解肌退热、透疹、生津宜生用，升阳止泻宜煨用。

2. 药性与功效

《神农本草经》曰："主消渴，身大热，呕吐，诸痹，起阴气，解诸毒。"《名医别录》曰："疗伤寒中风头痛，解肌发表，出汗，开腠理，疗金疮，止痛，胁风痛。""生根汁，疗消渴，伤寒壮热。"

现代多认为葛根味甘、辛，性凉。归脾、胃、肺经。具有解肌退热、透疹、生津止渴、升阳止泻、通经活络、解酒毒等作用。

3. 配伍应用

葛根配伍柴胡：葛根味甘辛而平，因解肌退热而善治外感发热。柴胡升散，能退热，为治少阳证寒热往来的要药。两药配伍，发散风热，解肌之力增强，常用于治疗外感发热，项背疼痛，肢体肌肉痉挛。

葛根配伍桂枝：葛根辛凉，能升能散，功擅解肌退热，尤宜于项背强痛。桂枝辛散温通，长于发汗解肌，善治风寒感冒，表虚有汗者。两药配伍，既能疏散风寒，又可解肌退热。可用于治疗风寒感冒所引起的恶寒、汗出、项背拘急疼痛、恶风等症。

葛根配伍天花粉：葛根性味甘凉而生津，能升能散，可鼓舞脾胃之清阳之气。天花粉甘寒生津，能清肺胃之火，为治津伤口渴的常用药。两药配伍，共奏清热生津之功，常用于热病表证之口渴、消渴。

葛根配伍黄芩、黄连：葛根解表清热，升脾胃之阳而生津、止泻。黄连、黄芩清热燥湿。三者配用，共奏清热解表、燥湿止泻之功效，用于治疗湿热泻痢。

瓜 蒂

1. 来源

瓜蒂为葫芦科植物甜瓜的果蒂。全国各地多有栽培。夏季甜瓜盛产时，将尚未成熟果实摘下，切取瓜蒂，阴干。生用。以色棕黄、味苦者为佳。

2. 药性与功效

《神农本草经》曰："瓜蒂，味甘，寒。主青盲，明目除邪，利大小便，去寒热。久服，益气力，不饥，轻身。一名马苋。"《本草纲目》曰："苦，寒，有毒。吐风热痰涎，治风眩头痛，癫痫喉痹，头目有湿气。"

现代多认为瓜蒂味苦，性寒，有毒，归胃经。具有涌吐痰食、祛湿退黄的功效，用于治疗痰火郁于胸中、宿食停滞胃脘、湿热黄疸等病证。

3. 配伍应用

瓜蒂配伍赤小豆：两者均有祛湿退黄之功；瓜蒂长于涌吐痰食，赤小豆尚能利水消肿。两药相伍，共奏涌吐痰食、利湿退黄之功。适用于热痰壅滞胸膈、宿食停滞胃脘、误食毒物不久，以及湿热黄疸、水肿等症。方如瓜蒂散。

瓜蒂配伍甘草：瓜蒂长于涌吐痰食、毒物；甘草有清热解毒之功，为解药食中毒要药。两药相伍，则有涌吐毒物、清热解毒的作用，适用于药食中毒等症。方如救死丹。

瓜蒂配伍川芎：瓜蒂有涌吐痰食、祛湿之功，能祛头风湿气；川芎长于祛风止痛，为治头痛之要药。两药相伍，可增强祛风除湿止痛作用。适用于湿家头痛、头目昏眩等症。

海 藻

1. 来源

海藻为马尾藻科植物海蒿子或羊栖菜的干燥藻体。前者习称"大叶海藻"，后者习称"小叶海藻"。夏、秋二季采捞，除去杂质，洗净，切段晒干用。

2. 药性与功效

《神农本草经》曰："味苦，寒。主瘿瘤气，颈下核，破散结气，痈肿症瘕坚气，腹中上下鸣，下十二水肿。"《本草纲目》曰："海藻，咸能润下，寒能泄热引水，故能消瘿瘤、结核、阴癞之坚聚，而除浮肿、脚气、留饮、痰气之湿热，使邪气自小便出也。"

现代多认为海藻味苦、咸，性寒，归肝、胃、肾经。具有消痰软坚散结，利水消肿等作用。

3. 配伍应用

海藻配伍茯苓：海藻利水消肿力弱；茯苓健脾利水渗湿。二药配伍共奏利水退肿之效，用于治疗水肿及小便不利。

海藻配伍猪苓：海藻咸寒，消痰软坚，利水消肿；猪苓甘淡性平，利水消肿，渗湿。两药相伍，利水消肿之力增强，适用于痰饮水肿之症。

海藻配伍夏枯草：海藻咸寒，消痰软坚，利水消肿；夏枯草辛苦寒，长于清肝火，散郁结。两药配伍，共奏软坚散结消肿之功，适用于肝郁化火之瘰疬痰核。方如内消瘰疬丸。

海藻配伍昆布：海藻消痰软坚散结；昆布除热，消痰软坚。二药配伍，用于气滞痰凝或痰火凝聚之瘰疬痰核。

厚 朴

1. 来源

厚朴为木兰科植物厚朴或凹叶厚朴的干燥干皮、根皮及枝皮。4～6月剥取，根皮和枝皮直接阴干；干皮置沸水中微煮后，堆置阴湿处，"发汗"至内表面变紫褐色或棕褐色时，蒸软，取出，卷成筒状，干燥。切丝，姜制用。

2. 药性与功效

《神农本草经》曰："主中风伤寒，头痛，寒热，惊悸，气血痹，死肌，去三虫。"《本草纲目》引王好古语："主肺气胀满，膨而喘咳。"《名医别录》曰："主温中，益气，消痰下气。治霍乱及腹痛，胀满，胃中冷逆，胸中呕逆不止，泄痢，淋露，除惊，去留热，止烦满，厚肠胃。"

现代多认为厚朴味苦、辛，性温。归脾、胃、肺、大肠经。具有燥湿消痰、下气除满等作用。

3. 配伍应用

厚朴配伍枳壳：二药都有下气除满、化痰散痞的功效。但厚朴偏于除满消胀，枳壳长于破气消积。两药配伍，下气散满功效卓著，常用于食积气滞、胸脘痞闷者。

厚朴配伍麻黄：厚朴辛温，功擅降气除满，燥湿消痰。麻黄宣肺平喘，解表散寒。两药配伍，一宣一降，共奏宣肃肺气、散寒定喘之效。常用于痰饮咳喘、胸满、苔白腻者。

厚朴配伍半夏：二药性味辛温，都可芳香散结，燥湿化痰。但厚朴尚可下气除满，半夏仍旧消痞散结。两药合用，燥湿消痰，行气散结功效显著。常用于痰气互阻所引起的梅核气，以及胃气不和、气滞湿停之脘腹胀满、呕逆等症。

厚朴配伍大黄：厚朴味辛苦，散结降泄，功擅下气除满，通积导滞。大黄味苦寒，善主沉降，功长泻下攻积，清热降火。两药合用，有泻下消积的作用，常用于便秘、腹胀疼痛等症。

厚朴配伍紫苏子：厚朴可下气除满，燥湿消痰；紫苏子能降气化痰，止咳平喘。两药合用，既降气平喘，又止咳化痰。常用于痰饮内阻、胸闷咳喘等。

滑 石

1. 来源

滑石属硅酸盐类矿物滑石族，主要成分为含水硅酸镁。全年可采。采挖后，除去泥沙及杂石，洗净，砸成碎块，研粉用或水飞晾干用。

2. 药性与功效

《神农本草经》曰："主身热泄澼，女子乳难，癃闭。利小便，荡胃中积聚寒热，益精气。"《本草纲目》曰："滑石利窍，不独小便也。上能利毛腠之窍，下能利精溺之窍。盖甘淡之味，先入于胃，渗走经络，游溢精气，上输于肺，下通膀胱。肺主皮毛，为水之上源。膀胱司津液，气化则能出。故滑石上能发表，下利水道，为荡热燥湿之剂。"

现代多认为滑石味甘、淡，性寒。归膀胱、肺、胃经。具有利尿通淋、清热解暑、收湿敛疮等作用。

3. 配伍应用

滑石配伍甘草：滑石味淡，性寒，清热解暑，可使三焦湿热从小便而出，能祛暑止泻，止烦渴而利小便。甘草缓和药性，与滑石配伍，甘寒生津，使小便利而津液不伤。甘草可制约滑石之寒滑，滑石又制约甘草之滞。二药合用，清暑利湿而不伤正，安和中焦而不留邪，适用于治疗伤暑之心烦口渴、小便不利。

滑石配伍蒲黄：滑石味甘、淡，寒，具有利尿通淋之功效。蒲黄味甘性平，作用和缓，主归肝、心包二经血分，既能活血散瘀以止血、止痛，又可清洁膀胱之源而利尿通淋。蒲黄性滑利，具有利小便之功用，配伍能清热渗利水湿的滑石同用，可使湿热除、小便利、厥冷愈，适用于膀胱湿热夹瘀所致的小便不利、小腹急胀、尿道疼痛。

滑石配伍黄柏：滑石外用有清热收湿敛疮作用。黄柏可燥湿，泻火解毒。两药配伍使用具有清热燥湿之功。共同研末外敷，可治疗皮肤湿疮、湿疹。

黄 连

1. 来源

黄连为毛茛科植物黄连、三角叶黄连或云连的干燥根茎。以上三种分别习称"味连""雅连""云连"。秋季采挖，除去须根和泥沙，干燥，去除残留须根。生用或清炒、姜汁炙、酒炙、吴茱萸水炙用。

2. 药性与功效

《神农本草经》曰："主热气，目痛，眦伤，泣出，肠澼，腹痛，下利，妇人阴中肿痛。"《本草正义》曰："黄连大苦大寒，苦燥湿，寒胜热，能泄降一切有余之湿火，而心、脾、肝、肾之热，胆、胃、大小肠之火，无不治之。上以清风火之目病，中以平肝胃之呕吐，下以通腹痛之滞下，皆燥湿清热之效也。又苦先入心，清涤血热，故血家诸病，如吐衄溲血，便血淋浊，痔漏崩带等症，及痈疡斑疹丹毒，并皆仰给于此。"

现代多认为黄连味苦，性寒。归心、脾、胃、肝、胆、大肠经。具有清热燥湿，泻火解毒等作用。

3. 配伍应用

黄连配伍黄芩：黄连偏于泻心胃之火，并能燥湿止泻。黄芩长于泻上、中二焦火热，尤为肺火和大肠湿热。两药配伍，清热解毒之力显著增强，可用于热病之烦躁、高热头痛、目赤肿痛、口舌生疮、齿龈肿痛及湿热痢疾等症。

黄连配伍吴茱萸：黄连苦寒泻火，善清泄胃热而燥湿。吴茱萸辛温开散，和胃暖肝，降逆止呕。两药配伍，辛开苦降，清温相济，泻肝和胃。常用于治疗肝胃不和之呕吐吞酸、嘈杂及肝热胁痛等症。

黄连配伍半夏：黄连苦寒以泄热，燥湿，开痞。半夏辛开，散结除痞，燥湿健脾又可祛痰降逆。两药配伍，寒热平调，辛开苦降。常用于湿阻中焦，气机失畅之心下痞，但满而不痛，胸腹胀满，呕逆欲吐，以及痰热湿互结之咳嗽痰多黏稠、胸腹满闷、肠鸣泄泻等症。

黄连配伍黄柏：两药都有清热燥湿、泻火解毒之功，相须为用，清热燥湿解毒之功显著增强，能治湿热诸证。临床上常用于湿热炽盛之火毒痢疾，以及湿热下注之腿脚肿痛。

黄连配伍阿胶：黄连降泄心火而除烦热，且可燥湿解毒。阿胶滋阴养血。两药配伍，刚柔相济，补泻兼施，可达泻火清热、养阴、宁心安神之功。常用于心肾不交，营阴大伤虚火旺盛之虚烦不寐、心神不宁、骨蒸潮热、便下脓血等症。

黄 芪

1. 来源

黄芪为豆科植物蒙古黄芪或膜荚黄芪的干燥根。春、秋二季采挖，除去须根及根头，晒干，切片，生用或蜜炙用。

2.药性与功效

《神农本草经》曰："治痈疽久败疮，排脓止痛，大风癞疾，五痔鼠瘘，补虚，小儿百病。"《本草汇言》曰："补肺健脾，实卫敛汗，驱风运毒之药也。"《医学衷中参西录》曰："能补气，兼能升气，善治胸中大气(即宗气)下陷。"

现代多认为黄芪味甘，微温。归肺、脾经。具有补气升阳，固表止汗，利水消肿，生津养血，行滞通痹，托毒排脓，敛疮生肌等作用。

3.配伍应用

黄芪配伍升麻：黄芪甘温，善补脾肺之气，功能补气健脾、升阳举陷。升麻长于升脾胃清阳之气，常用治中气不足、气虚下陷所致的脘腹重坠作胀，内脏脱垂等。两药配伍，共奏补气健脾、升阳举陷之功。常用于脱肛、阴挺、脏器下垂、便溏久泻等脾气虚弱、升举无力、清气下陷之症。

黄芪配伍白术、防风：黄芪甘温善补，入脾肺二经，长于补气健脾，益卫固表，利尿消肿，为治气虚之要药。白术功能补气健脾，燥湿利水，止汗安胎，适用于脾虚诸症，对脾虚兼水湿停滞者尤宜。防风辛温发散，偏于祛风解表，胜湿止痛。三药配伍，补脾益肺，显著增强补气健脾利水、益卫固表止汗的效果。常用于表虚自汗，脾肺气虚所引起的气短懒言，倦怠乏力，以及湿盛困脾之水肿不利、痰饮内停等症。

黄芪配伍当归：黄芪甘温善补，功能补气助阳，使气旺以生血，且可托毒生肌。当归可养血补虚，为补血良药，致血足以载气。两药合用，益气生血效果显著。常用于气血亏虚诸症。

黄芪配伍防己：黄芪甘温能补，功擅补气健脾，升阳行水，利尿消肿。防己苦寒清泄，可祛风湿，清热利尿，尤宜于清泄下焦湿热壅盛，并治疗其引起的水肿、小便不利等症。两药合用，益气行水功效显著。常用于外感风邪、水湿内停所引起的头面浮肿、脉浮身重、汗出恶风、小便不利等症。

黄芪配伍桂枝：黄芪甘温补气，功能补气生血，为治气虚之要药。桂枝性温，味辛甘，功擅散寒助阳，温经通脉。两药配伍，既能益气通脉，又可温经和血。常用于气血亏虚、血行不畅所引起的肩膊痹痛麻木、肌肉疼痛等症。

黄芪配伍穿山甲：黄芪能补气生血而托毒生肌，为"疮痈圣药"。穿山甲咸而微寒，功擅活血化瘀，软坚散结，消肿排脓。两药配伍，使托疮溃脓作用增强。

常用于疮疡肿毒因气虚不足而内陷不起，脓成不溃或已溃脓汁清稀，排出不畅等症状。

黄芪配伍附子：黄芪长于补气健脾，升阳举陷，益卫固表，为治气虚之要药。附子辛甘大热，可上助心阳，中温脾胃，下补肾阳，有回阳救逆、补火助阳之功。两药合用，有较强的补气温中助阳、益卫固表止汗之功。常用于内伤疾病所引起的阳虚自汗不止、肢冷、舌淡苔白，以及气虚下陷等。

黄 芩

1. 来源

黄芩为唇形科植物黄芩的干燥根。春、秋二季采挖，除去须根和泥沙，晒后撞去粗皮，晒干。生用、酒炙或炒炭用。清热多生用，安胎多炒用，清上焦热可酒炙用，止血可炒炭用。

2. 药性与功效

《神农本草经》曰："主诸热黄疸，肠澼泄利，逐水，下血闭，恶疮疽蚀火疡。"《本草正》曰："枯者清上焦之火，消痰利气，定喘咳，止失血，退往来寒热，风热湿热，头痛，解瘟疫，清咽，疗肺痿肺痈，乳痈发背，尤祛肌表之热，故治斑疹、鼠瘘、疮疡、赤眼；实者凉下焦之热，能除赤痢，热蓄膀胱，五淋涩痛，大肠闭结，便血，漏血。"《本草求真》曰："清上中二焦火热与湿。"

现代多认为黄芩味苦，性寒。归肺、胆、脾、胃、大肠、小肠经。具有清热燥湿、泻火解毒、止血、安胎等作用。

3. 配伍应用

黄芩配伍白芍：黄芩清热燥湿之功可除大肠湿热。白芍收涩敛阴，缓急止痛。两药配伍，有清热止痢、敛阴止痛之效，可用于湿热泄泻、痢疾腹痛等症。

黄芩配伍桑白皮：黄芩味苦性寒，偏走上焦，苦可燥湿，寒可泄热，故可泻肝火，清痰热。桑白皮味甘性寒，寒可泄热，甘寒生津，性降泻肺实，故可泻肺热，降肺气，润肺体，消痰喘。二药合用，泄热力甚，可泻肺热而不伤阴，用于肺热喘嗽甚效。

黄芩配伍砂仁：黄芩能清宫热而安胎。砂仁可理气安胎。两药配伍，可清热顺气而安胎。适用于气机不畅、胎热之躁动不安。

仲景方药运用法

黄芩配伍葛根：黄芩清里热厚肠胃而治利。葛根生津舒筋，发汗解表。两药配伍，既外解表邪又内清里热，具有表里双解之妙。适用于表邪未解又有里热壅盛的"协热利"。

黄芩配伍柴胡：柴胡疏木，使半表之邪得以外宣。黄芩清火，使半里之邪得从内彻。二药合用，通调表里，和解少阳，清泄少阳之热邪。

僵　蚕

1. 来源

僵蚕为蚕蛾科昆虫家蚕 4～5 龄的幼虫感染（或人工接种）白僵菌而致死的干燥体。主产于浙江、江苏、四川等养蚕区。多于春、秋季生产，将感染白僵菌病死的蚕干燥。生用或炒用。

2. 药性与功效

《神农本草经》曰："主小儿惊痫、夜啼，去三虫，灭黑䵟，令人面色好，男子阴疡病。"《本草纲目》曰："散风痰结核、瘰疬、头风、风虫齿痛，皮肤风疮，丹毒作痒，……一切金疮，疔肿风痔。"

现代多认为僵蚕味咸、辛，性平。归肝、肺、胃经。具有息风止痉，祛风止痛，化痰散结的作用。

3. 配伍应用

僵蚕配伍薄荷、桔梗：僵蚕祛风化痰止痛；薄荷散风热、利咽喉；桔梗宣肺利咽。三者合用，有疏风散热、利咽止痛之功效，用于治疗风热上攻之咽喉肿痛等症。

僵蚕配伍刺蒺藜：僵蚕辛咸性平，祛风解痉、化痰散结；刺蒺藜苦辛性温，平肝降逆、散风明目。二者合用，共奏平肝解郁、息风止痉、通络止痛之功效，用于治疗肝阳上亢之头痛、头晕、目眩，神经性头痛、三叉神经痛以及各种内伤头痛等。

僵蚕配伍地龙：僵蚕辛咸性平，祛风解痉、化痰散结；地龙味咸性寒，清热平肝息风、通络止痛。二者合用，有息风止痉、通络止痛之功效。用于治疗风痰阻络之顽固性头痛、神经性头痛，中风之半身不遂以及高热狂躁、惊风抽搐等症。

桔　梗

1. 来源

桔梗为桔梗科植物桔梗的干燥根。全国大部分地区均有。以东北、华北地区产量较大，华东地区质量较优。秋季采挖，除去须根，刮去外皮，放清水中浸2～3小时，切片，晒干生用或炒用。

2. 药性与功效

《神农本草经》曰："味辛，微温。主胸胁痛如刀刺，腹满肠鸣幽幽，惊恐，悸气。"《珍珠囊药性赋》曰："其用有四：止咽痛，兼除鼻塞；利膈气。仍治肺痈；一为诸药之舟楫；一为肺部之引经。"《本草蒙筌》曰："开胸膈，除上气壅，清头目，散表寒邪，驱胁下刺痛，通鼻中窒塞，咽喉肿痛急觅，逐肺热，住咳，下痰，治肺痈排脓，养血，仍消恚怒，尤却怔忡。"

现代多认为桔梗味苦、辛，性平。归肺经。具有宣肺、祛痰、利咽、排脓的作用。

3. 配伍应用

桔梗配伍杏仁：桔梗辛散，专入肺经，为肺经气分之要药，故善开宣肺气而利咽祛痰；杏仁味苦，苦泄肃降，为止咳平喘之要药，且可润肠通便。两药配伍，一升一降，祛痰止咳平喘功效显著。常用于咳嗽喘息、痰多或二便不利等症。

桔梗配伍生甘草：桔梗专入肺经气分，功专宣肺利咽，祛痰排脓；生甘草味甘偏凉，长于清热解毒，祛痰止咳，又可缓急止痛。两药合用，利咽解毒作用力增。常用于治疗咽喉肿痛，肺痈咳嗽有痰等症。如桔梗汤（《金匮要略方论》）。

桔梗配伍枳壳：桔梗功专宣散肺气，而利咽祛痰排脓；枳壳辛散，性善下行，功专破气除痞，宽胸除胀。两药合用，有宣肺利咽、化痰止咳之效。常用于胸膈痞满不痛、肠鸣及胸闷咳痰等。如枳桔汤。

菊　花

1. 来源

本品为菊科植物菊的干燥头状花。9～11月花盛开时分批采收，阴干或焙干，或熏、蒸后晒干。药材按产地和加工方法不同，分为"亳菊""滁菊""贡菊""杭菊""怀菊"，以亳菊和滁菊品质为优。由于花的颜色不同，又有黄菊花和白菊花之分。本品气清香，味甘、微苦。以花朵完整、色鲜艳、香气浓郁者为佳。生用。

2. 药性与功效

《神农本草经》曰："味苦，平。主风，头眩肿痛，目欲脱，泪出，皮肤死肌，恶风湿痹。久服，利血气、轻身、耐老、延年。"《本草纲目》曰："苦、辛，平，无毒。昔人谓其能除风热，益肝补阴，盖不知其得金水之精英尤多，能益金水二脏也。补水所以制火，益金所以平木，木平则风息，火降则热除，用治诸风头目，其旨深微。黄者，入金水阴分；白者，入金水阳分；红者，行妇人血分。皆可入药，神而明之，存乎其人。"

现代多认为菊花味辛、甘、苦，性微寒。归肺、肝经。具有疏散风热、平抑肝阳、清肝明目、清热解毒的功效。

3. 配伍应用

菊花配伍桑叶：疏风清热，平肝明目。菊花质轻气凉，善疏风清热，平肝息风，偏于入肝经而清利头目；桑叶偏于入肺经，轻清发散，宣肺疏风。两药相须为用，疏风清热之功增强。可用于温病卫分证，风热表证，肝阳上亢之头晕目眩，肝火上炎之目赤肿痛及肝风内动之抽搐痉挛等。

菊花配伍金银花：清热解毒。菊花甘寒不伤阴，苦寒能清热，有益阴清热解毒之效；金银花清热解毒力强，为治一切内痈、外痈之要药。两药配伍，清热解毒之效增强，常用于各种疔疮肿毒的治疗。

菊花配伍川芎：清热祛风止痛。菊花入肝经气分，苦寒降泄，可疏风泄热；川芎入肝经血分，辛香走窜，能活血祛风止痛。两药相使为用，可用于外感风热或肝阳上亢之头痛。

苦 参

1. 来源

苦参为豆科植物苦参的干燥根。春、秋二季采挖，除去根头和小支根，洗净，干燥，或趁鲜切片，干燥。

2. 药性与功效

《神农本草经》曰："主心腹气结，症瘕积聚，黄疸，溺有余沥，逐水，除痈肿。"《本草正义》曰："苦参，大苦大寒，退热泄降，荡涤湿火，其功效与芩、连、龙胆皆相近，而苦参之苦愈甚，其燥尤烈，故能杀湿热所生之虫，较之芩、连力量益烈。近人乃不敢以入煎剂，盖不特畏其苦味难服，亦嫌其峻厉而避之也。然毒风恶癞，非此不除，今人但以为洗疮之用，恐未免因噎而废食耳。"

现代多认为苦参味苦，性寒。归心、肝、胃、大肠、膀胱经。具有清热燥湿、杀虫、利尿等作用。

3. 配伍应用

苦参配伍麻黄：苦参祛风燥湿；麻黄发汗利水。二者伍用，共奏祛风除湿之功效，用于治疗风湿蕴结引起之遍身痒疹。

苦参配伍木香：苦参清热燥湿；木香行气止痛。二者伍用，有清热燥湿、行气止痛之功效，用于治疗腹痛、泻下、里急后重因湿热所致者。

苦参配伍荆芥：苦参清热燥湿；荆芥宣散透发、祛风止痒。二者伍用，有燥湿祛风、清热解毒之功效。

款冬花

1. 来源

款冬花为菊科植物款冬的花蕾。主产于河南、甘肃、山西、陕西等地。12月或地冻前当花尚未出土时采挖，除去花梗，阴干，生用，或蜜炙用。

2. 药性与功效

《神农本草经》曰："主咳逆上气，善喘，喉痹。"《本经疏证》曰："《千金》《外台》凡治咳逆久嗽，并用紫菀、款冬者，十方而九。而其异在《千金》《外台》亦约略可见，盖凡唾脓血失音者，及风寒水气盛者，多不甚用款冬，但用紫菀；款冬则每同温剂、补剂用者为多。"

现代多认为款冬花味辛、微苦，性温。归肺经。具有润肺下气、止咳化痰等作用。

3. 配伍应用

款冬花配伍百合：款冬花辛散温润苦降，长于润肺降气，止咳化痰；百合甘寒滑润，入心、肺经，偏于养阴润肺，清心安神，可用于治疗肺热咳嗽及劳嗽久咳。两药配伍，寒热并济和合，增强其润肺降气化痰之效。常用于肺燥咳嗽，或肺虚咳嗽，兼痰中有血者。

款冬花配伍桔梗：款冬花辛散苦降，偏于润肺燥，降肺气，化痰邪而止咳；桔梗苦辛性平，长于宣导肺气，利咽开膈而祛痰止咳，为肺经气分之要药。两药配伍，止咳化痰之力增强。常用于肺痈咳嗽，以及内伤咳嗽诸症。

栝楼根

1. 来源

栝楼根为葫芦科植物栝楼或双边栝楼的干燥根。秋、冬二季采挖，洗净，除去外皮，切段或纵剖成瓣，干燥。鲜用或干燥用。

2. 药性与功效

《神农本草经》曰："味苦，寒。主消渴，身热，烦满，大热，补虚安中，续绝伤。"《本草汇言》曰："天花粉，退五脏郁热，如心火盛而舌干口燥，肺火盛而咽肿喉痹，脾火盛而口舌齿肿，痰火盛而咳嗽不宁。若肝火之胁胀走注，肾火之骨蒸烦热，或痈疽已溃未溃，而热毒不散，或五疸身目俱黄，而小水若淋若涩，是皆火热郁结所致。惟此剂能开郁结，降痰火，并能治之。又其性甘寒，善能治渴，从补药而治虚渴，从凉药而治火渴，从气药而治郁渴，从血药而治烦渴，乃治渴之要药也。"

现代多认为天花粉味甘、微苦，性微寒。归肺、胃经。具有清热泻火、生津止渴、消肿排脓的作用。

3. 配伍应用

天花粉配伍芦根：天花粉善清肺胃之热，养阴生津；芦根养胃生津，清热利尿。两药配伍，清热生津作用增强，适用于热病伤津之心烦口渴及消渴症。方如天花散。

天花粉配伍葛根：天花粉甘寒生津，能清肺胃之火，为治津伤口渴的常用药；葛根性味甘凉而生津，能升能散，可鼓舞脾胃的清阳之气。两药配伍，共奏清热生津之功，常用于热病表证之口渴、消渴。方如玉泉丸。

天花粉配伍山药：天花粉甘寒微苦，有清热泻火、生津止渴之功，多用于热病伤津，口燥烦渴，阴虚内热，消渴多饮等；山药甘平，功长补气养阴，为气阴双补之药。两药配伍，常用于热病伤津及消渴症，且效果显著。如玉液汤（《医学衷中参西录》）。

龙 骨

1. 来源

龙骨为古代大型哺乳类动物象类、三趾马类、犀类、鹿类、牛类等骨骼的化石。全年可采，挖出后，除去泥土及杂质，贮于干燥处，生用或煅用。镇静安神、平肝潜阳多生用，收敛固涩宜煅用。

2. 药性与功效

《神农本草经》曰："龙骨味甘平，主心腹，鬼注，精物老魅，咳逆，泄痢脓血，女子漏下，症瘕坚结，小儿热气惊痫。龙齿，主小儿大人惊痫，癫疾狂走，心下结气，不能喘息，诸痉，杀精物。"《本草纲目》曰："益肾镇惊，止阴疟，收湿气，脱肛，生肌敛疮。"

现代多认为龙骨味甘、涩，性平。归心、肝、肾经。具有镇惊安神、平肝潜阳、收敛固涩等作用。

3. 配伍应用

龙骨配伍牡蛎：牡蛎咸寒，敛阴潜阳，软坚散结，偏于入肾。龙骨甘涩，镇惊安神，善于敛浮阳而止汗，偏于入肝。二药都有重镇安神、平肝潜阳、收敛固涩之效，均为重镇安神之要药。两药配伍，相须为用，常用于神志不安、烦躁失眠、心悸怔忡、盗汗遗精、骨蒸潮热等阴虚阳浮之症。

龙骨配伍桑螵蛸：桑螵蛸功专补肾助阳、固精缩尿。龙骨善于收敛元气、固涩滑脱。两药配伍，相使合用，使补肾固涩之力大大增强，适用于肾阳虚衰、肾气不固之遗精、早泄、遗尿、白浊、小便频数等症。

龙骨配伍桂枝：龙骨抑亢阳以下交于阴。桂枝辛温之性，启阴气以上交于阳，两者相配，使上下阴阳之气交通于中土，而补心阳、镇潜安神。

麻 黄

1. 来源

麻黄为麻黄科植物草麻黄、中麻黄或木贼麻黄的草质茎。秋季采割绿色的草质茎，晒干，除去木质茎、残根及杂质，切段。生用、蜜炙或捣绒。发汗解表宜生用，止咳平喘多炙用。

2. 药性与功效

《神农本草经》曰："主中风，伤寒头痛，温疟。发表出汗，去邪热气，止咳逆上气，除寒热，破症坚积聚。"《本草纲目》曰："散目赤肿痛，水肿，风肿。""麻黄乃肺经专药，故治肺病多用之。张仲景治伤寒，无汗用麻黄，有汗用桂枝。"

现代多认为麻黄味辛、微苦，性温。归肺、膀胱经。具有发汗解表、宣肺平喘、利水消肿等作用。

3. 配伍应用

麻黄配伍桂枝：麻黄味苦辛温，善开腠理，具有较强发汗解表作用。桂枝辛甘性温，解肌发表，透达营卫，助麻黄散风寒之力。二者配伍，一去卫气之郁遏，一解营阴之郁滞，发汗之力较强，使风寒去而营卫和。

麻黄配伍杏仁：麻黄，性温，入肺经，能够宣肺平喘。麻黄蜜炙，其平喘作用较为突出。苦杏仁，味苦，能够降泄。二者配伍，一宣一降，宣降协调，共奏平喘止咳之功。

麻黄配伍白术：麻黄味苦辛温，入肺经，能够发汗解表，发泄肌表之水，并能通调水道。白术，味甘，能够补气健脾利水。二者配伍，利水消肿作用增强，常用于风水水肿。

麻黄配伍石膏：麻黄辛能发散，温可去寒，主入肺经。石膏辛甘大寒，不仅可以清泄肺热，又能辛散解肌以透邪。二者配伍，既散表寒又清内热，常用于寒邪郁闭在表而不解，又有邪气入里化热者。

麻黄配伍干姜：麻黄具有发散风寒、宣肺平喘之功。干姜温肺散寒，二者配伍，其温肺散寒、化饮止咳平喘疗效增强，常用于寒饮伏肺之喘咳、咳痰清稀等。

麻黄配伍附子：麻黄主入太阳经，功在祛邪。附子主入少阴经，功在扶正。麻黄、附子配伍，祛邪又扶正，治疗诸外感病证。

麦 冬

1. 来源

麦冬为百合科植物麦冬的干燥块根。夏季采挖，反复暴晒、堆置，至七八成干，除去须根，干燥，打破生用。

2. 药性与功效

《神农本草经》曰："主心腹结气，伤中伤饱，胃络脉绝，羸瘦短气。"《本草汇言》曰："清心润肺之药。主心气不足，惊悸怔忡，健忘恍惚，精神失守；或肺热肺燥，咳声连发，肺痿叶焦，短气虚喘，火伏肺中，咯血咳血；或虚劳客热，津液干少；或脾胃燥涸，虚秘便难。"

现代多认为麦冬味甘、微苦，性微寒。归心、肺、胃经。具有养阴生津、润肺清心等作用。

3. 配伍应用

麦冬配伍人参、五味子：麦冬为滋养清润之品，入肺、胃、心经，功擅养阴润肺，益胃生津，又可补益心肺之气。人参功长大补元气，可补脾肺之气，而为治脾肺气虚之主药，又能生津止渴，用于热病气津两伤、身热口渴等。五味子功能温补脾肾，益胃生津止渴，又可益肺气，敛肺止咳。三药合用，既能养心益肺，又可益气生津止渴。常用于虚脱患者出汗过多，心跳过速、血压低等症，以及久咳肺虚、咳嗽痰少、短气自汗等气阴两伤之症。

麦冬配伍生地黄：麦冬性寒味甘苦，为滋养清润之品，功擅养阴清热润肺，益胃生津。生地黄甘寒质润，苦寒清泄，为清热凉血，养阴生津润燥之要药。两药配伍，共奏生津润燥、清热养阴之效。常用于虚热烦渴、肠燥便秘等热灼津伤之症。

麦冬配伍桑叶：麦冬功擅养阴清热润肺，为滋养清润之品。桑叶功能疏散风热，清肺润燥，兼能止血，适用于风温犯肺或燥热伤肺所引起的病症，以及燥咳咯血者。两药配伍，清肺润燥功效显著。常用于干咳少痰、咽干咽痒、劳嗽咯血等燥伤肺阴之症。

麦冬配伍天冬：二药均可清肺润燥，生津止渴。麦冬甘苦微寒，入肺、胃、心三经，功能养阴益胃生津，清心热，润肺燥，化痰热。天冬主入肺、肾二经，长于清肺火，润肺燥，滋肾水，为治肺肾阴虚有热之佳品。两药合用，滋阴清热，润肺止咳。常用于阴虚火旺之潮热盗汗，梦遗滑精，肺胃燥热之津枯口渴，烦热消渴，咽干燥咳，心烦不安等。

芒　硝

1. 来源

芒硝为硫酸盐类矿物芒硝族芒硝，经加工精制而成的结晶体。主含含水硫酸钠。将天然产品用热水溶解，滤过，放冷析出结晶，通常称"皮硝"。再取萝卜洗净切片，置锅内加水与皮硝共煮，取上层液，放冷析出结晶，即芒硝。以青白色、透明块状结晶、清洁无杂质者为佳。芒硝经风化失去结晶水而成白色粉末称玄明粉（元明粉）。

2. 药性与功效

《神农本草经》曰："除寒热邪气，逐六腑积聚、结固、留癖，能化七十二种石。"《本草经疏》曰："无坚不磨，无结不散，无热不荡，无积不推，可谓直往无前，物无留碍之性。"《药品化义》曰："味咸软坚，故能通燥结；性寒降下，故能去火烁。主治时行热狂，六腑邪热，或上焦膈热，或下部便坚。"

现代多认为芒硝味咸、苦，性寒。归胃、大肠经。具有泻下攻积、润燥软坚、清热消肿等作用。

3. 配伍应用

芒硝配伍硼砂、冰片：芒硝清热泻火。硼砂和冰片都可清热解毒。三药相伍，共奏清热消肿止痛之功，可用于咽喉红肿、口舌生疮。

芒硝配伍甘遂：芒硝泻下攻积，润燥软坚。甘遂泻水逐饮，散结消肿。两药配伍，可达破结通利、攻逐水饮之效。常用于水热互结，心下至少腹硬满而痛，大便秘结者。

牡　蛎

1. 来源

牡蛎为牡蛎科动物长牡蛎、大连湾牡蛎或近江牡蛎的贝壳。我国沿海一带均有分布。全年均可采收，采得后，去肉，取壳，洗净，晒干，生用或煅用。用时打碎。收敛固涩宜煅用，其他宜生用。

2. 药性与功效

《神农本草经》曰："惊恚怒气，除拘缓鼠瘘，女子带下赤白。"《海药本草》曰："主男子遗精，虚劳乏损，补肾正气，止盗汗，去烦热，治伤寒热痰，能补养安神，治孩子惊痫。"《长沙药解》曰："一切痰血症瘕，瘿瘤瘰疬之类，得之则化，软坚消痞，功力独绝。"

现代多认为牡蛎味咸，性微寒。归肝、胆、肾经。具有重镇安神、潜阳补阴、软坚散结等作用。

3. 配伍应用

牡蛎配伍玄参：牡蛎咸寒，可清热软坚散结，适用于痰火互结之瘰疬肿块，瘿瘤，痰核。玄参功擅清热凉血，养阴润燥，泻火解毒，对阴虚火旺及痰火郁结之瘰疬痰核、疮疡肿毒、脱疽之症有疗效。两药配伍，软坚散结功效显著。常用于头痛，眩晕，耳鸣，痰核，瘰疬，瘿瘤，盗汗，骨蒸潮热等。

牡蛎配伍黄芪：牡蛎味涩，长于收敛固涩而止汗。黄芪甘温，偏于补气升阳，益卫固表实腠理而止汗。两药配伍，共奏益气敛阴、益卫固表止汗之效。常用于气虚自汗，阴虚盗汗之症。

牡蛎配伍龟板：二药分别为动物药中的贝壳类、甲类药物，均有质重沉降之性。牡蛎能重镇安神，平肝潜阳，善治阴虚阳亢之头晕目眩，心悸怔忡，以及热灼阴伤，虚风内动之四肢抽搐等。龟板善滋阴潜阳，为治阴虚阳亢及虚风内动之良药；又可退虚热，治阴虚发热与骨蒸劳热；还能补益肝肾，治疗肝肾不足之腰膝酸软。两药配伍，滋阴清热，又益肾固涩。常用于阴虚阳亢以及肝肾不足证。

牡丹皮

1. 来源

牡丹皮为毛茛科植物牡丹的干燥根皮。产于安徽、山东等地。秋季采挖根部，除去细根，剥取根皮，晒干。生用或酒炙用。

2. 药性与功效

《神农本草经》曰："主寒热，中风瘛疭、痉、惊痫、邪气，除症坚，瘀血留舍肠胃，安五脏，疗痈疮。"《珍珠囊》曰："治肠胃积血、衄血、吐血、无汗骨蒸。"

现代多认为牡丹皮味苦、辛，性微寒。归心、肝、肾经。具有清热凉血、活血化瘀等作用。

3. 配伍应用

牡丹皮配伍赤芍：牡丹皮凉血活血，使血流畅而不留瘀，血热清而不妄行；赤芍能清血分实热，散瘀血而留滞。两药相配，清营凉血，活血散瘀，适用于热伤营血之吐血、衄血、发斑及妇女血虚有热有瘀的月经不调、闭经等。

牡丹皮配伍大黄：大黄苦寒攻下，泻热逐瘀，涤荡肠中热毒瘀滞；牡丹皮能清热凉血，活血散瘀。两药合用，通降下行，泻热破瘀之效显著。可用于治疗胸胁疼痛、腹痛、闭经、痛经等肠痈初起瘀血有热之症。

蛴螬

1. 来源

本品为金龟甲科昆虫朝鲜金龟甲或铜绿金龟甲以幼虫体入药。一般于 5 ～ 8 月间在树根、草根近处 1 ～ 2 寸的土中生长，翻土捕捉，开水烫死，晒干。

2. 药性与功效

《神农本草经》曰："主恶血血瘀痹气，破折血在胁下坚满痛，月闭，目中淫肤、青翳白膜。"《名医别录》曰："疗吐血在胸腹不去及破骨踒折血结，金疮内塞，产后中寒，下乳汁。"

现代多认为蛴螬味咸，性微温。有毒。归肝经。具有破瘀、散结、止痛、解毒的作用。

3. 配伍应用

蛴螬配伍虻虫：本品味咸，性微温，可破血、行瘀、散结；虻虫苦泄性烈，独入肝经血分，能破血逐瘀，通利血脉。两药配伍，可治干血成劳，血瘀经闭，瘀结成块。

蜣螂

1. 来源

蜣螂为鞘翅目金龟子科昆虫蜣螂的干燥全虫。一般 6 ～ 8 月间捕捉，捉回后置沸水中烫死，烘干即得。

2. 药性与功效

《神农本草经》曰："主小儿惊痫瘈疭，腹胀寒热，大人癫疾狂易。"《名医别录》曰："主手足端寒，肢满，奔豚。"

现代多认为蜣螂味咸，性寒。有毒。归肝、胃、大肠经。具有破瘀、定惊、通便、散结、拔毒去腐的作用。

3. 配伍应用

蜣螂配伍鼠妇：二药咸寒，皆为破瘀散结之品，入厥阴肝经，善破血中之瘀。鼠妇兼入肾经，长于破瘀利水；蜣螂兼入大肠经，长于散结通便。二药相须为用，破瘀散结，通利二便之力大增，尤宜用于症瘕积聚。

蜣螂配伍大黄：本品性寒，善于泻热毒，破积滞而荡涤胃肠，为峻下热结之要药；蜣螂咸寒，长于攻热毒，软坚攻结而泻下通便。二者相须为用，攻下之力倍增。二药兼入血分，又可除血中伏热，通血之瘀蓄，用于实热与瘀血互结之证尤佳。

秦 皮

1. 来源

秦皮为木樨科植物苦枥白蜡树、白蜡树、尖叶白蜡树或宿柱白蜡树的干燥枝皮或干皮。春、秋二季剥取，晒干。

2. 药性与功效

《神农本草经》曰："治风寒湿痹，洗洗寒气，除热，目中青翳白膜。"《本草纲目》曰："秦皮，色清气寒，味苦性涩，乃是厥阴肝、少阳胆经药也。故治目病、惊痫，取其平木也；治下痢、崩带，取其收涩也；又能治男子少精、益精有子，皆取其涩而有补也。"

现代多认为秦皮味苦、涩，性寒。归肝、胆、大肠经。具有清热燥湿、收涩止痢、止带、明目等作用。

3. 配伍应用

秦皮配伍白头翁：秦皮性寒，其性峻烈，善入大肠血分，清解大肠之热，燥湿止痢。白头翁气质轻清，其性下行，善解毒清热，专于凉血止痢，主血分之病。二药合用，气血同治，相辅相成，对湿热壅滞于肠内、气分血分皆伤之赤白下痢、疫痢腹痛、里急后重等效果较好，为治疗痢疾的重要配伍。

秦皮配伍菊花：秦皮味苦、涩，寒，沉降燥湿，善于清热散风，清肝明目。

菊花味甘、苦，性寒，清香疏泄，善于祛风清热，清肝明目。两药合用，皆能清肝经之火，且菊花疏散，秦皮苦涩，相反相成，疏风散热，治疗肝经风热、目赤肿痛。

秦皮配伍海螵蛸：海螵蛸咸涩，其性微温，收敛止血，固精止带。秦皮苦涩，其性偏寒，清热燥湿，兼能收涩。两药配伍，收涩之力增强，且能清热，适用于崩漏下血、遗精、滑精、赤白带下。

人 参

1. 来源

人参为五加科植物人参的根。以吉林抚松县产量最大，质量最好，称吉林参。野生者名"上参"；栽培者称"园参"。园参一般应栽培六七年后收获。鲜参洗净后干燥者称"生晒参"；蒸制后干燥者称"红参"；加工断下的细根称"参须"；山参经晒干称"生晒山参"。切片或粉碎用。

2. 药性与功效

《神农本草经》曰："补五脏，安精神。定魂魄，止惊悸，除邪气，明目，开心益智。"《医学启源》引《主治秘要》曰："补元气。止渴，生津液。"《本草汇言》曰："补气生血，助精养神之药也。"

现代多认为人参味甘、微苦，性平。归肺、脾、心经。具有大补元气、补脾益肺、生津、安神益智等作用。

3. 配伍应用

人参配伍附子：人参能大补元气，复脉固脱，为拯危救脱要药。附子辛甘大热，为纯阳燥烈之品，能逐退在内之阴寒，急回外越之阳气。二药配合，药专效宏，作用迅捷，上助心阳，下补肾阳，中健脾气。适用于因大汗、大泻、大失血或大病、久病所致元气虚极欲脱，气短神疲，脉微欲绝的重危证候。

人参配伍炙甘草：人参甘温，大补心气。甘草甘平，味浓气厚，药性平和，炙则温中，益气补虚，缓中健脾，滋养五脏。两药配伍，通补结合，益气复脉，用于心阴心阳两虚证。对于心阳不振，鼓动无力；心阴不足，心失所养之脉结代、心动悸者尤为适宜。

人参配伍黄芪：黄芪甘温，归脾肺二经，内可大补脾肺之气，外可固表止汗，人参甘温补气，助精养神。二药相须为用，肺脾同治，适用于肺脾气虚之证。可使气血生化有源，亦收益气固表、培土生金之妙用。

人参配伍五味子：人参甘温，大补五脏元气。五味子五味俱全，以酸为主，长于收敛，且性温味甘质润，为敛而兼补之品。二药相使为用，甘补微温不燥，酸甘敛阴生津，酸温益心肺敛汗，一补一收，使气虚得补，气散得敛，有敛补气阴之效，善治气脱亡阴之证。

桑白皮

1. 来源

桑白皮为桑科植物桑的根皮。全国大部分地区均产，主产于安徽、河南、浙江、江苏、湖南等地。秋末叶落时至次春发芽前挖根，刮去黄棕色粗皮，剥取根皮，晒干，切丝生用，或蜜炙用。

2. 药性与功效

《药性论》曰："治肺气喘满，水气浮肿，主伤绝。利水道，消水气，虚劳客热，头痛，内补不足。"《本草纲目》曰："桑白皮，长于利小水，及实则泻其子也。故肺中有水气及肺火有余者宜之。"

现代多认为桑白皮味甘，性寒。归肺经。具有泻肺平喘、利水消肿等作用。

3. 配伍应用

桑白皮配伍黄芩：两药都能清泄肺火，黄芩尤为，桑白皮还可以降气平喘止咳。两药合用，有泻肺、平喘、止咳之效，可用于肺热咳喘、肺痈等症。

桑白皮配伍阿胶：桑白皮泻肺平喘；阿胶补血养阴润肺。二者伍用，补泻兼施，相辅相成，共奏补血养阴、润肺止咳、泻肺平喘之功效，用于治疗肺阴亏虚或燥邪伤肺之咽喉疼痛、咳喘少痰、痰中带血者。

桑白皮配伍桑叶：桑白皮泻肺平喘、利水消肿；桑叶疏风解表、清肺止咳。二者合用，共奏疏风解表、清热泻肺、止咳平喘之功效，用于治疗风热郁表袭肺所致之发热、咳喘、痰黄者。

山茱萸

1. 来源

山茱萸为山茱萸科植物山茱萸的成熟果肉。主产于浙江、安徽、河南、陕西、山西等地。秋末冬初采收。用文火烘或置沸水中略烫，及时挤出果核。晒干或烘干用。

2. 药性与功效

《神农本草经》曰："主心下邪气，寒热，温中，逐寒湿痹，去三虫。"《药性论》曰："止月水不定，补肾气，兴阳道，添精髓，疗耳鸣，……止老人尿不节。"

现代多认为山茱萸味酸、涩，性微温。归肝、肾经。具有补益肝肾、收涩固脱等作用。

3. 配伍应用

山茱萸配伍补骨脂：山茱萸酸温质润，入肝、肾经，既能益精，又可助阳，功擅补益肝肾，为平补阴阳、固精止遗之要药；补骨脂性温苦辛，可补肾助阳，固精缩尿，为治腰膝冷痛，肾虚阳痿，遗尿遗频，遗精滑泄之常用药。两药配伍，可显著增强补肾遗精助阳，固精缩尿之功。常用于阳痿、遗精遗尿、腰膝冷痛等肝肾不足之症。

山茱萸配伍人参：山茱萸功擅补益肝肾，收敛止汗；人参善于大补元气，能扶危救脱，擅治元气耗散，体虚欲脱，脉微欲绝之危重证候。两药配伍，能补肾强壮，固脱敛汗涩精。常用于正气欲脱、虚汗淋漓、肢冷、脉微等症。

山茱萸配伍当归、白芍：山茱萸酸温，能涩善补，既能益精，又可助阳，功擅补益肝肾，收敛止血，固精缩尿，为平补阴阳、固冲止漏之要药；白芍能补血敛阴，调经止痛；当归能养血补虚，活血调经。三药合用，能补肝益肾，固冲止漏。常用于阴血不足，月经过多或冲任不固、营血失充、漏下不止、腰酸、眩晕等症。

商 陆

1. 来源

商陆为商陆科植物商陆或垂序商陆的干燥根。秋季至次春采挖，除去须根和泥沙，切成块或片，晒干或阴干。

2.药性与功效

《神农本草经》曰："味辛，平。主水胀疝瘕痹，熨除痈肿，杀鬼精物，一名荡根，一名夜呼。生川谷。"《本草纲目》曰："辛，平，有毒。能泻脏腑之水湿。"

现代多认为商陆味苦，性寒；有毒。归肺、脾、肾、大肠经。逐水消肿，通利二便；外用解毒散结。用于水肿胀满，二便不通；外治痈肿疮毒。

3.配伍应用

商陆配伍赤小豆：商陆峻泻水湿而消肿；赤小豆清热利尿消肿，且制商陆之毒性。两药合用，可增强逐水消肿之功。适用于水湿壅盛之遍身水肿、喘急、小便不利、大便秘结等。方如疏凿饮子。

商陆配伍苦参：商陆消肿解毒；苦参清热燥湿。两药相配，清热燥湿，消肿解毒。鲜品捣烂敷患处，可治跌打损伤及疮疡肿痛等。

商陆配伍葶苈子：商陆决壅导滞，行水通便；葶苈子开肺利窍，消痰行水。两药配伍，能通利二便，泻水导滞。适用于湿热内蕴所致的腰以下水肿、二便不利。

蛇床子

1.来源

本品为伞形科植物蛇床的干燥成熟果实。夏、秋二季果实成熟时采收，除去杂质，晒干。本品气香，味辛凉、有麻舌感。以颗粒饱满、灰黄色、香气浓者为佳。生用。

2.药性与功效

《神农本草经》曰："味苦，平。主妇人阴中肿痛，男子阳痿、湿痒，除痹气，利关节，癫痫恶创。久服轻身。"《本草纲目》曰："苦，平，无毒。蛇床乃右肾命门、少阳三焦气分之药，神农列之上品，不独辅助男子，而又有益妇人。世人舍此而求补药于远域，岂非贱目贵耳乎？"

现代多认为蛇床子味辛、苦，性温。有小毒。归肾经。有杀虫止痒、燥湿、温肾壮阳的作用。

3.配伍应用

蛇床子配伍菟丝子：两药皆有温补肾阳之功。其中蛇床子性温燥，补肾阳之力较强；菟丝子补肾阳之力缓和，兼能益肾精。两药相伍，有补肾助阳益精之效。适用于阳痿、宫冷不孕。

蛇床子配伍杜仲：两药皆有温补肾阳之功。其中蛇床子辛苦温，兼能祛寒燥湿；杜仲甘温长于补益，兼能强筋骨。两药相伍，共收温肾散寒、祛湿除痹之功，适用于寒湿久痹兼肾虚者。

射　干

1. 来源

射干为鸢尾科植物射干的干燥根茎。主产于湖北、河南、江苏、安徽等地。春初刚发芽或秋末茎叶枯萎时采挖，以秋季采收为佳。除去苗茎、须根及泥沙，洗净，晒干。切片，生用。

2. 药性与功效

《神农本草经》曰："治咳逆上气，喉痹咽痛不得消息。散结气，腹中邪逆，食饮大热。"《本草纲目》曰："射干，能降火，故古方治喉痹咽痛为要药。"

现代多认为射干味苦，性寒。归肺经。具有清热解毒、消痰、利咽的作用。

3. 配伍应用

射干配伍麻黄、细辛：射干降逆祛痰、泄热破结，功擅降气；麻黄、细辛宣肺平喘、温肺散寒化饮，长于宣肺。三药配伍，有发散风寒、降气化痰、温肺化饮、止咳平喘之功效。用于治疗风寒袭肺、痰涎壅盛、气道不畅之咳喘气逆、喉中痰鸣如水鸡声者，以及支气管哮喘、慢性气管炎等偏于寒者。

射干配伍山豆根：射干泻火解毒、降气祛痰散结；山豆根清热解毒、利咽消肿止痛。二者苦寒，均治疗咽喉疼痛，相伍为用，其清热解毒利咽、祛痰散血消肿之功效更著。用于治疗痰热郁结于咽喉之咽喉肿痛、喉中痰鸣有声等症。

射干配伍栝楼、贝母：三者皆有清热化痰之功，相伍为用，效力更强，用于治疗肺热咳嗽、咳嗽吐黄痰之症。

石　膏

1. 来源

石膏为硫酸盐类矿物硬石膏族石膏，主含含水硫酸钙。全年可采。采挖后，除去泥沙及杂石，研细生用或煅用。清热泻火，除烦止渴宜生用；敛疮生肌，收湿，止血宜煅用。

2. 药性与功效

《神农本草经》曰："治中风寒热，心下逆气，惊喘，口干舌焦不能息，腹中坚痛，除邪鬼，产乳，金疮。"《名医别录》曰："除时气头痛身热，三焦大热，皮肤热，肠胃中膈热，解肌发汗；止消渴烦逆，腹胀暴气喘息，咽热。"

现代多认为石膏味甘、辛，大寒。归肺、胃经。具有清热泻火、除烦止渴、敛疮生肌、收湿、止血等作用。

3. 配伍应用

石膏配伍知母：两者都有清泄肺胃实热之效，但石膏大寒，偏于清泄胃火，解肌热，除肺火；知母苦寒质润，长于清胃肃肺以除烦热，并可滋胃燥，泻相火。两药合用，清解肺胃实热之力增强，且能滋阴养胃润燥，而不伤脾胃。常用于热病气分热盛之烦躁、口渴、高热以及消渴病等。

石膏配伍竹叶：石膏善泄肺胃实火，清气分实热。竹叶甘淡性寒，轻清浮扬，上可清解心肺火热，下可疏导小肠膀胱湿热。两药合用，辛凉甘寒，可清解阳明实火，除烦止渴。适用于热病后期，余热未尽而见的热势不甚、心烦不眠、舌干少苔等症。

石膏配伍麻黄：石膏大寒，能制麻黄辛温之燥热之性，且能引麻黄入里，共奏清肺热而平喘之效。两药配伍，宣肺平喘，清热利水，常用于风寒束表，表邪化热克肺之咳喘气逆，风水水肿。

石膏配伍半夏：石膏辛寒，入肺、胃二经，既清阳明之邪火，又泄太阴之痰热；半夏辛温，本脾胃经药，功专燥湿化痰、降逆和胃。二药相使配对，清胃降逆、清肺化痰，有肺、胃兼治之妙。可治胃热湿阻、气逆不降所致的呕恶反胃、脘腹痞闷，或肺热痰壅所致的咳痰喘息、胸闷不适等症。

石膏配伍犀角：石膏偏于清气分壮热。犀角长于清血分热毒，解毒消斑。两药相配，既能透发外热，又可降泄内热火毒，有清气凉血、泻火解毒消斑的功效，对气血两燔之实热证疗效显著。常用于湿热疫毒、壮热神昏、吐衄、斑疹等症。

石　韦

1. 来源

石韦为水龙骨科植物庐山石韦和石韦或有柄石韦的干燥叶。各地普遍野生。主产于浙江、湖北、河北等地。全年均可采收。除去根茎及根，拣去杂质，洗去泥沙，晒干或阴干，切段，生用。

2. 药性与功效

《神农本草经》曰："主劳热邪气，五癃闭不通，利小便水道。"《本草纲目》曰："主崩漏金疮，清肺气。"

现代多认为石韦味甘、苦，性微寒。归肺、膀胱经。具有利尿通淋，清肺止咳，凉血止血等作用。

3. 配伍应用

石韦配伍生蒲黄：石韦清热通淋而凉血止血；生蒲黄活血散淤，且能止血利尿。二者伍用，有利尿通淋、散瘀止血之功效，用于治疗血淋、小便涩痛等症。

石韦配伍小蓟、白茅根：石韦清热通淋，兼能止血；小蓟、白茅根凉血止血，兼能利尿。三药伍用，有利尿止血的功效，用于治疗热结膀胱、灼伤血络之血淋或尿血。

蜀　椒

1. 来源

蜀椒为芸香科植物青椒或花椒的干燥成熟果皮。我国大部分地区有分布，但以四川产者为佳。秋季采收成熟果实，晒干，除去种子及杂质；生用或炒用。

2. 药性与功效

《神农本草经》曰："味辛，温。主邪气咳逆，温中，逐骨节，皮肤死肌，寒湿，痹痛，下气，久服之，头不白，轻身增年。"《本草纲目》曰："椒，纯阳之物，其味辛而麻，其气温以热。入肺散寒，治咳嗽；入脾除湿，治风寒湿痹，水肿泻痢；入右肾补火，治阳衰溲数，足弱，久痢诸证。"

现代认为蜀椒味辛，性温。归脾、胃、肾经。具有温中止痛、杀虫止痒功效。

3. 配伍应用

花椒配伍干姜：花椒辛热温散，入脾、胃经。长于温胃散寒以止痛，暖脾燥温而止泻；干姜辛热燥烈，入脾、胃经，为健运脾阳、温中散寒的要药。两药相须为用，可增强温中止痛的作用，适用于脾胃虚寒、中阳不振所致的脘腹冷痛、食少吐泻等症。方如大建中汤。

花椒配伍乌梅：乌梅酸涩，有安蛔止痛之效，用于治疗蛔厥腹痛、呕吐、胆道蛔虫症等；花椒辛温，功能温中止痛，杀虫止痒，可治疗虫积腹痛、手足厥逆、烦闷吐蛔等症。两药配伍，"酸使蛔静，辛使蛔伏"，显著增强治疗蛔厥腹痛的效果。如乌梅丸（《伤寒论》）。

花椒配伍蛇床子：花椒辛热，长于散寒止痛，燥湿杀虫；蛇床子辛温，善于散寒燥湿，杀虫止痒。两药配伍，可增强杀虫止痒的作用，适用于妇人阴痒。方如椒茱汤。

蜀　漆

1. 来源

蜀漆为虎耳草科植物常山的嫩枝叶。分布于陕西、甘肃、河南、湖北、四川、贵州等地。

2. 药性与功效

《神农本草经》曰："味辛，平。主疟及咳逆，寒热，腹中症坚，痞结，积聚邪气，蛊毒，鬼疰。"《药性论》曰："主治鬼疟多时不瘥，去寒热疟，治温疟寒热。"《本草纲目》曰："常山、蜀漆有劫痰截疟之功，须在发散表邪及提出阳分之后，用之得宜，神效立见；用失其法，真气必伤。夫疟有六经疟，五脏疟，痰湿食积、瘴疫鬼邪诸疟，须分阴阳虚实，不可一概论也。"

现代多认为蜀漆味苦、辛，性温。归肝经。具有祛痰、截疟的功效。

3. 配伍应用

蜀漆配伍栝楼：蜀漆味辛、苦，性温，有祛痰之功；栝楼苦寒有清热涤痰之力。两药相配，化痰之力更彰。

蜀漆配伍桔梗：蜀漆味辛、苦，性温，有祛痰之功；桔梗苦温可宣肺祛痰排脓。两药相配，苦温相济，共奏祛痰之功。

鼠　妇

1. 来源

鼠妇为平甲虫科动物平甲虫或鼠妇的干燥虫体。春、夏、秋三季捕捉，用铁锅炒干或用开水烫死，晒干或焙干。

2. 药性与功效

《神农本草经》曰："主气癃不得小便，妇人月闭血瘕，痫痓、寒热，利水道。"《本草纲目》曰："治久疟寒热，风虫牙齿疼痛，小儿撮口惊风，鹅口疮，痘疮倒靥，解射工毒，蜘蛛毒，蚰蜒入耳。"

现代多认为鼠妇味酸、咸，性凉。归肝、肾经。具有破瘀消症、通经、利水、解毒、止痛的作用。

3. 配伍应用

鼠妇配伍鳖甲：鼠妇有活血化瘀、破症作用，鳖甲具有软坚散结之功，配伍同用，可治疗腹部症瘕积聚、妇人痛血闭经等。

鼠妇配伍车前子：鼠妇破血而能利尿，车前子能利尿通淋，两者配伍，可用于瘀热互阻之小便不利或血淋。

薯　蓣

1. 来源

薯蓣即今山药。本品为薯蓣科植物薯蓣的干燥根茎。冬季茎叶枯萎后采挖，切去根头，洗净，除去外皮和须根，干燥，习称"毛山药片"；或除去外皮，趁鲜切厚片，干燥，称为"山药片"；也有选择肥大顺直的干燥山药，置清水中，浸至无干心，闷透，切齐两端，用木板搓成圆柱状，晒干，打光，习称"光山药"。本品味淡、微酸。以粉性足、色白者为佳。生用或麸炒用。

2. 药性与功效

《神农本草经》曰："味甘，温。主伤中，补虚羸，除寒热邪气，补中，益气力，长肌肉。久服耳目聪明，轻身不饥，延年。"《本草纲目》曰："甘，温、平，无毒。益肾气，健脾胃，止泄痢，化痰涎，润皮毛。"

现代多认为薯蓣（山药）味甘，性平。归脾、肺、肾经。具有益气养阴、补脾肺肾、涩精止带的作用。

3. 配伍应用

薯蓣配伍茯苓、白扁豆：功用健脾除湿和中。山药甘平质润，功擅补脾肺肾之气阴，且能益肾固精止带；茯苓甘淡渗利，既利水渗湿，又健脾补中；白扁豆甘温气香，功能健脾益气，化湿和中。三药配伍，共奏健脾益气、和中化湿之效。常用于脾胃气虚有湿之症。

薯蓣配伍天花粉：功用益气养阴，生津止渴。山药甘平，功长补气养阴，为气阴双补之药；天花粉甘寒微苦，有清热泻火、生津止渴之功，多用于热病伤津、口燥烦渴、阴虚内热、消渴多饮等症。两药配伍，常用于热病伤津及消渴证，且效果显著。

薯蓣配伍山茱萸：功用补肾养阴。山药入肾经，长于益气养阴，补肾固精；山茱萸酸温，善于补益肝肾，收敛固涩，固精缩尿。两药相伍，增强补肾养阴之效。常用药肾阴不足见上述症状者。

薯蓣配伍芡实：功用健脾益肾。山药甘平而缓，不腻不燥，为脾肺肾气阴之双补药，且可补肾固精；芡实性平甘涩，功擅补益脾肾，健脾除湿，收敛止泻，固精止带。两药配伍，增强益肾健脾之功。常用于妇女白带多、脾虚湿盛、久泻不愈等脾肾两虚之症。

水　蛭

1. 来源

水蛭为水蛭科动物蚂蟥、水蛭及柳叶蚂蟥的干燥全体。全国大部分地区均有出产，多属野生。夏秋季捕捉。捕捉后洗净，用沸水烫死，晒干或低温干燥，生用，或用滑石粉烫后用。

2. 药性与功效

《神农本草经》曰："味咸，平。主逐恶血瘀血，月闭。破血瘕积聚，无子，利水道。"《药性论》曰："此药行畜血，血症积聚，善治女子月闭无子而成干血劳者，此皆血留而滞，任脉不通，月事不以时下而无子，月事不以时下而为壅为瘀，渐成为热、为咳、为黄、为瘦，斯干血劳病成矣。"

现代多认为水蛭味咸、苦，性平。有小毒。归肝经。具有破血通经、逐瘀消瘕的功效。

3. 配伍应用

水蛭配伍三七、麝香：水蛭破血逐瘀；三七化瘀止血而定痛；麝香活血散结而止痛。三药相伍，共奏散结逐瘀、止血定痛之功，以治跌打损伤之肿胀疼痛。

水蛭配伍芒硝、大黄：水蛭破血逐瘀；芒硝清热泻火而软坚；大黄活血化瘀而清热泻火解毒。三药配伍，共奏清热泻火、解毒活血、软坚散结之功，用治热壅血滞之肿毒未化脓者。

酸枣仁

1. 来源

酸枣仁为鼠李科植物酸枣的干燥成熟种子。主产于河北、陕西、辽宁、河南、山西、山东、甘肃等地。秋末冬初采收成熟果实，除去果肉及核壳，收集种子，晒干。生用或炒用，用时捣碎。

2. 药性与功效

《神农本草经》曰："味酸，平。主心腹寒热，邪结气聚，四肢酸疼，湿痹。久服，安五脏，轻身、延年。"《名医别录》曰："主心烦不得眠，……虚汗，烦渴，补中，益肝气，坚筋骨，助阴气。"《本草纲目》曰："酸枣实，味酸性收，其仁甘而润，故熟用疗胆虚不得眠、烦渴虚汗之症，生用疗胆热好眠，皆足厥阴、少阳药也。"

现代多认为酸枣仁味甘、酸，性平。归心、肝、胆经。具有养心益肝、安神、敛汗的作用。

3. 配伍应用

酸枣仁配伍柏子仁：酸枣仁甘酸性平，补养肝血，宁心安神，益阴敛汗；柏子仁质地滋润，甘平入心，养血宁神，又有润肠之功。两药合用，补肝养心，多用于心肝血虚之怔忡惊悸、失眠多汗、便秘等症。方如补肝柏子仁丸。

酸枣仁配伍远志、五味子：酸枣仁养心益肝，安神敛汗；远志味辛苦性温，开心气而安神宁心，通肾气而强志不忘，为交通心肾、安定神志之佳品；五味子酸甘温，敛气生津，补益心神，用于虚烦、失眠、心悸等症。三药合用，既滋养阴血，宁心安神，又交通心肾。用于肝血不足、心肾不交之失眠、惊悸胆怯及妇人脏躁证。方如天王补心丹。

酸枣仁配伍丹参：酸枣仁养心血，安心神；丹参性平，养血活血，清心除烦，安心神。两药清养与活血并用，用于瘀血阻络、心神失养之虚烦不寐、心悸者，冠心病虚烦不寐者更为适宜。

酸枣仁配伍龙眼肉：酸枣仁甘酸而平，补阴血而宁心安神；龙眼肉甘温而润，既可补脾养心而益智，又能补血宁心而安神。两药相使为用，则补益心脾、养血和营、安神益智之力倍增。适用于思虑过度、劳伤心脾之面色萎黄、心悸怔忡、健忘失眠、多梦易惊等。方如归脾汤。

天门冬

1. 来源

天门冬为百合科植物天冬的干燥块根。主产于贵州、四川、广西等地。秋冬二季采挖，洗净，除去茎基和须根，置沸水中煮或蒸至透心，趁热除去外皮，洗净，干燥，切片或段，生用。

2. 药性与功效

《神农本草经》曰："味苦，平。主诸暴风湿偏痹，强骨髓，杀三虫，去伏尸。久服轻身，益气延年。"《药性论》曰："主肺气咳逆，喘息促急。除热，通肾气，疗肺痿生痈吐脓……止消渴，去热中风，宜久服。"《本草汇言》曰："润燥滋阴，降火清肺之药也。统理肺肾火燥为病，如肺热叶焦，发为痿痹，吐血咳嗽，烦渴传为肾消，骨蒸热劳诸证，在所必需者也。"

现代多认为天门冬味甘、苦，性寒。归肺、肾、胃经。具有养阴润燥、清肺生津的作用。

3. 配伍应用

天冬配伍麦冬：二药都有清肺润燥，生津止渴的效果。麦冬甘苦微寒，入肺胃心三经，功能养阴益胃生津，清心热，润肺燥，化痰热；天冬主入肺肾二经，长于清肺火，润肺燥，滋肾水，为治肺肾阴虚有热之佳品。两药合用，滋阴清热，润肺止咳。常用于阴虚火旺之潮热盗汗、梦遗滑精、津枯口渴、烦热消渴、咽干燥咳等症。如二冬膏（《摄生秘剖》）。

天冬配伍生地黄、人参：天冬性寒味甘苦，可滋肾养阴，清肺润燥，生津止渴；生地黄甘寒质润，为清热凉血、养阴生津之要药；人参善于大补元气，生津止渴。三药配伍，既能益气养阴，又可生津润燥。常用于阴虚内热燥咳，咽干咯血，以及热病后期气阴两伤之气短乏力等症。如三才汤。

天冬配伍川贝母：天冬功擅滋肺肾两阴，清肺降火，润燥而化痰止咳，为治肺肾阴虚有热之佳品；川贝母长于润燥清热化痰，润肺止咳。两药配伍，共奏滋阴润肺，清热化痰之效。常用于肺肾阴虚有热，热病伤津以及痰热互结碍肺之燥咳、痰黏难咳、咽干咯血等症。如天门冬丸（《证治准绳》）。

天冬配伍熟地黄：天冬甘寒滋阴，苦寒清泄，功擅滋肾阴，清肺火，润肺燥，化痰热；可治疗燥咳痰黏，咽干咯血，虚劳咳嗽等。熟地黄为补血养阴、填精益髓之要药，可用于心肝血虚以及肾阴不足之症。两药配伍，滋阴润燥之功显著增强。常用于肺肾阴虚生热之咽干口渴、劳嗽咯血、燥咳痰黏等症。

葶苈子

1. 来源

葶苈子为十字花科植物独行菜或播娘蒿的成熟种子。前者称"北葶苈"，主产于河北、辽宁、内蒙古、吉林等地；后者称"南葶苈"，主产于江苏、山东、安徽、浙江等地。夏季果实成熟时采割植株，晒干，搓出种子，除去杂质，生用或炒用。

2. 药性与功效

《神农本草经》曰："主癥瘕积聚结气，饮食寒热，破坚逐邪，通利水道。"《名医别录》曰："下膀胱水，伏留热气，皮间邪水上出，面目浮肿。身暴中风热痱痒，利小腹。"

现代多认为葶苈子味辛、苦，大寒。归肺、膀胱经。具有泻肺平喘、行水消肿的作用。

3. 配伍应用

葶苈子配伍紫苏子：葶苈子辛、苦，大寒，为肺家气分之要药，专泻肺中水饮及痰火，适用于痰涎壅盛、咳喘胸闷而不得卧者；紫苏子辛温性降，长于降肺气、化痰涎而止咳平喘。两药配伍，多用于肺热咳嗽、痰饮内停、胸闷气短等症。

葶苈子配伍大枣：葶苈子苦寒而泻肺平喘、利水消肿；大枣甘温而益脾和胃、顾护中气。二者伍用，补泻兼施，以大枣甘缓之性制葶苈子之峻猛，防其泻利太过，共奏泻肺利水、下气平喘之功效，用于治疗痰涎壅盛之咳喘胸满不得卧、一身面目浮肿、喉中痰鸣、小便不利等症。

葶苈子配伍防己：葶苈子利水消肿、泻肺平喘；防己利水消肿。二者相伍为用，有清热利水、泻肺平喘之功效，用于治疗肺热所致之水肿、咳嗽、痰黄者。

通　草

1. 来源

通草为五加科植物通脱木的干燥茎髓。秋天割取茎，截成段，趁鲜取出髓部，理直，晒干，切片。生用。

2. 药性与功效

《神农本草经》曰："味辛，平。主去恶虫，除脾胃寒热，通利九窍，血脉关节，令人不忘。"《日华子本草》谓其"明目，退热，催生，下胞，下乳"。

现代多认为通草味甘、淡，微寒。归肺、胃经。具有清热利尿、通气下乳的作用。

3. 配伍应用

通草配伍滑石：通草质轻，具有清泄渗利之功，且力缓。滑石质重，具有清利下窍之功，且力强。两药配伍，能增强泻热、利水作用，共奏清热利尿通淋之功。适用于湿热蕴结膀胱所致的热淋、小便淋沥涩痛等。方如通草饮子。

通草配伍猪苓：通草甘淡性凉，能泄膀胱之热、利膀胱之水；猪苓甘淡性平，功专利水渗湿，且利水力强，凡水湿内停诸症皆可选用。两药配伍，更增利水道、消水肿之功。适用于水湿停滞之水肿、小便不利等症。方如通草散。

通草配伍穿山甲：通草入胃经，能通乳；穿山甲入肝、胃经，能疏通气血而下乳汁。两药配伍，能促进乳汁分泌，增强通下乳汁之功。适用于产后乳汁不下或乳少等症。

通草配伍石韦：通草引热下降而利小便，既通淋，又消肿；石韦利尿通淋，止血。二药配伍后可用于治疗血淋。

土鳖虫

1. 来源

土鳖虫为鳖蠊科昆虫地鳖或冀地鳖的雌虫干燥体。全国均有，主产于湖南、湖北、江苏、河南，以江苏的为最佳。野生者，夏季捕捉；饲养者全年可捕捉。用沸水烫死，晒干或烘干。

2. 药性与功效

《神农本草经》曰："主心腹寒热洗洗，血积症瘕，破坚，下血闭。"《本草纲目》曰："行产后血积，折伤瘀血，重舌，木舌，小儿腹痛夜啼。"《本草经疏》曰："治跌打扑损，续筋骨有奇效。乃厥阴经药也。咸能入血，故主心腹血积，症瘕血闭诸证，和血而营已通畅，寒热自除，经脉调匀，……又治疟母为必用之药。"

现代多认为土鳖虫味咸，性寒；有小毒。归肝经。具有破血逐瘀、续筋接骨的作用。

3. 配伍应用

土鳖虫配伍大黄：土鳖虫咸寒，有小毒，破坚逐瘀，疗伤止痛，破而不峻，能行能和，既能去其死血，又能祛瘀血。大黄既可下瘀血，又可清瘀热。两药配伍，以通为补，祛瘀生新。

土鳖虫配伍骨碎补：土鳖虫咸寒入血，主入肝经，性善走窜，能活血消肿止痛，续筋接骨疗伤；骨碎补性温，可活血散瘀、消肿止痛、续筋接骨。两药均为伤科要药，常配伍用于治疗跌扑损伤，瘀血肿痛。

王不留行

1. 来源

本品为石竹科植物麦蓝菜的干燥成熟种子。夏季果实成熟、果皮尚未开裂时采割植株，晒干，打下种子，除去杂质，再晒干。本品气微，味微涩、苦。以颗粒均匀、饱满、色乌黑者为佳。生用或炒用。

2. 药性与功效

《神农本草经》曰："味苦，平。主金创，止血逐痛，出刺，除风痹内寒。久服，轻身耐老，增寿。"《本草纲目》曰："苦，平，无毒。利小便，出竹木刺。能走血分，乃阳明冲任之药。俗有'穿山甲、王不留，妇人服了乳长流'之语，可见其性行而不住也。"

现代多认为王不留行味苦，性平。归肝、胃经。有活血通经、下乳消痈、利尿通淋的作用。

3. 配伍应用

王不留行配伍穿山甲：王不留行性走而不守，入血分，善于通利血脉，为活血通经、化瘀散肿、通脉下乳之品；穿山甲咸能软坚，功专行散，入血分，能活血化瘀，软坚散结，通经下乳，消痈溃脓。两药配伍，通利血脉，消肿止痛，主治气血郁滞、经脉不利诸症，如闭经、乳汁不下；又长于治疗瘰疬痰核、肿块、乳痈等症；亦可用于治疗慢性前列腺炎、尿石症、输卵管粘连阻塞等。

王不留行配伍皂角刺：王不留行性走而不守，入血分，善于通利血脉，能活血通经，化瘀散肿，通脉下乳；皂角刺辛温走窜，能豁痰排脓，消痰软坚，更擅直达病所，为消肿托毒溃疮所常用。两药配伍，共奏通利血脉、散瘀消痈之功。主治疮痈已成脓未溃破者，亦可用于肝郁不孕症、输卵管堵塞积水者。

文 蛤

1. 来源

文蛤为帘蛤科动物文蛤和青蛤等的贝壳。沿海地区均产。夏秋两季自海滩泥沙中淘取，去肉，洗净。生用或煅用，捣末或水飞用。

2. 药性与功效

《神农本草经》曰："主咳逆上气，喘息，烦满，胸痛寒热。文蛤，治恶疮，蚀五痔。"《本草纲目》曰："清热利湿，化痰饮，消积聚，除血痢，妇人血结胸。"《药性论》曰："治水气浮肿，下小便，治嗽逆上气，项下瘤瘿。"

现代多认为文蛤味咸，性寒。归肺、胃经。具有清肺化痰、软坚散结等作用。

3. 配伍应用

文蛤配伍黄芩：黄芩清热燥湿，泻火解毒，善入肺经，为清利上焦湿热的要药。文蛤清肺热，化热痰，调气机。二药合用，清热泻火，化痰止咳喘，用于痰火气闭之咳嗽效佳。

文蛤配伍栝楼：栝楼清肺化痰，利气宽胸。海蛤壳清肺泻热，祛湿化痰。二药合用，泻热化痰力强，多用于痰热内结、咳痰黄稠、胸闷气喘者。

文蛤配伍乌贼骨：乌贼骨功专收敛，具制酸止痛、收涩生肌之效，尚能止血敛疮。文蛤煅后用亦具制酸止疼之功。二药合用，其效增强，用于胃溃疡之胃痛、泛酸或溃疡出血者有效。

文蛤配伍海藻：海藻功专软坚散结，消痰化瘿。文蛤清肺化痰、消症化结。二药合用苦能泻结，咸能软坚消痰，寒能清热泻火，火去痰消，故二药常配伍应用于瘿瘤、瘰疬。

乌 头

1. 来源

乌头为毛茛科植物乌头的干燥母根。主产于四川、云南、陕西、湖南等地。6月下旬至8月上旬采挖，除去子根、须根及泥沙，晒干。生用或水浸、煮透、切片，制后用。

2. 药性与功效

《神农本草经》曰："味辛，温。主中风，恶风，洗洗，出汗，除寒湿痹，咳逆上气，破积聚，寒热。其汁煎之，名射罔，杀禽兽。"《本草正义》曰："乌头主治，温经散寒，虽与附子大略相近，而温中之力较为不如。且亏为祛除外风外寒之向导者。"

现代认为乌头味辛、苦，性热。有大毒。归心、肝、肾、脾经。具有祛风除湿、温经止痛的作用。

3. 配伍应用

乌头配伍麻黄：乌头功擅温通里阳而祛风湿，温经止痛；麻黄功长宣通卫阳而疏风寒，通痹止痛。两药配伍，祛风除湿、散寒止痛功效显著。常用于寒湿侵袭之关节痛、屈伸不利等。

乌头配伍赤石脂、干姜、花椒：乌头性味辛燥，偏于驱散筋骨中的风寒湿而止痛；赤石脂性温，味甘酸涩；干姜性味辛热，善于温暖中焦之内侵外寒或虚寒而祛寒止痛；花椒性味辛温，可温中燥湿、散寒止痛。四药合用，既温经散寒，又借赤石脂之酸涩之性而不耗散气血。常用于心腹冷痛、胸背彻痛等阴寒内盛之症。

吴茱萸

1. 来源

吴茱萸为芸香科植物吴茱萸、石虎或疏毛吴茱萸的干燥近成熟果实。8～11月果实尚未开裂时，剪下果枝，晒干或低温干燥，除去枝、叶、果梗等杂质。

2. 药性与功效

《神农本草经》曰："主温中下气，止痛，咳逆寒热，除湿，血痹，逐风邪，开腠理。"《本草纲目》曰："开郁化滞，治吞酸，厥阴痰涎头痛，阴毒腹痛，疝气血痢，喉舌口疮。"

现代多认为吴茱萸味辛、苦，性热；有小毒。归肝、脾、胃、肾经。具有散寒止痛、降逆止呕、助阳止泻等作用。

3. 配伍应用

吴茱萸配伍生姜、人参：吴茱萸功擅散寒止痛，疏肝下气，降逆止呕，为治肝寒气滞诸痛之要药。生姜功长解表散寒，温中止呕。人参功专大补元气，补脾益肺。三药合用，常用于胃寒呕吐、腹痛、嘈杂吞酸等症。

吴茱萸配伍川楝子：二药均可行气止痛。吴茱萸辛热，功偏开郁降气，散寒止痛。川楝子苦寒清降，长于清热，且行气止痛。两药配伍，行气止痛功效显著。常用于胁肋胀满、脘腹疼痛、疝气疼痛等肝胃不和，以及寒热郁结之症。

吴茱萸配伍当归：吴茱萸辛热，入肝经，可散寒止痛、疏肝下气。当归辛温，入肝经，能补血调经、活血止痛。两药配伍，辛散温通，调经止痛。常用于女子胞宫虚寒、血行不畅所引起的月经不调、少腹冷痛、寒疝腹痛等症。

吴茱萸配伍五味子：二药都入脾肾两经。吴茱萸辛热，散寒燥湿。五味子酸涩甘温，收敛固涩，补脾宁心。两药相伍，共奏温中燥湿、收敛止泻之效，常用于脾肾虚寒之五更泄泻。

吴茱萸配伍小茴香：吴茱萸味辛性热，功能散寒止痛、疏肝解郁，为治肝寒气滞诸痛之要药。小茴香味辛性温，长于温肾暖肝、行气止痛，下焦寒凝气滞诸症多用。两药配伍，既能暖肝散寒，又可行气止痛。

五味子

1. 来源

五味子为木兰科植物五味子或华中五味子的成熟果实。前者习称"北五味子"，后者习称"南五味子"。秋季果实成熟时采取，晒干。生用或经醋、蜜拌蒸晒干用。

2. 药性与功效

《神农本草经》曰："主益气，咳逆上气，劳伤羸瘦，补不足，强阴，益男子精。"《本草备要》曰："性温，五味俱全，酸咸为多，故专收敛肺气而滋肾水，益气生津，补虚明目，强阴涩精，退热敛汗，止呕住泻，宁嗽定喘，除烦渴。"《医林纂要》曰："宁神，除烦渴，止吐衄，安梦寐。"

现代多认为五味子味酸、甘，性温。归肺、心、肾经。具有收敛固涩、益气生津、补肾宁心等作用。

3. 配伍应用

五味子配伍肉豆蔻：五味子性味酸涩，甘温润补，可补益脾肾，固摄真元而涩肠止泻、涩精止遗。肉豆蔻辛温而涩，能暖脾胃，固大肠，止泄泻。两药相须为用，涩肠止泻功能显著增强。常用于脾肾两虚之久泻久痢。

五味子配伍五倍子：五味子酸温而能涩补，功擅益气固表止汗，滋阴敛汗，为治自汗、盗汗的常用药。可益肺气，补肾气而可治肺虚咳嗽或肺肾两虚之久嗽咳喘；能温补脾肾，涩肠止泻，涩精止遗，而为治脾虚或脾肾两虚久泻久痢、遗精、滑精之要药。五倍子性寒味酸涩，以收敛固涩见长，能敛肺、敛汗、涩肠止泻、收敛止血且固精止遗，广泛用于多种滑脱不禁证。两药配伍，寒温相济，共奏收敛固涩、止血止汗之效。常用于各种滑脱不禁证。

五味子配伍黄芪：二药都有固表止汗之功。五味子酸敛温补，偏于益气固表止汗，且能滋阴敛汗。黄芪甘温润补，长于补气升阳、益卫固表，对气虚体弱肌表不固之自汗尤为适宜。两药配伍，既能滋阴敛汗，又可益气固表止汗。常用于自汗症。

细　辛

1. 来源

细辛为马兜铃科植物北细辛、汉城细辛或华细辛的干燥根和根茎。前两种习称"辽细辛"。夏季果熟期或初秋采挖，除净地上部分和泥沙，阴干。切段，生用。

2. 药性与功效

《神农本草经》曰："治咳逆，头痛脑动，百节拘挛，风湿痹痛，死肌，明目，利九窍。"《本草纲目》曰："细辛，辛温能散，故诸风寒风湿头痛、痰饮、胸中滞气、惊痫者，宜用之。口疮、喉痹、齿诸病用之者，取其能散浮热，亦火郁则发之之义也。辛能泄肺，故风寒咳嗽上气者宜用之。辛能补肝，故胆气不足、惊痫、眼目诸病宜用之。辛能润燥，故通少阴及耳窍，便涩者宜用之。"

现代多认为细辛味辛，性温。归心、肺、肾经。具有解表散寒、祛风止痛、通窍、温肺化饮等作用。

3. 配伍应用

细辛配伍麻黄、附子：麻黄味苦辛温，入肺与膀胱经，善开腠理，发汗散寒力强，主治风寒表实证。附子温里以振奋阳气，鼓邪达外。麻黄走表以开腠散寒，驱邪外出。细辛归肺、肾二经，性善走窜，通彻表里，既能助麻黄祛风散寒以解表，又能助附子温里以鼓舞邪外出。三药并用，表里同治，内外兼顾，使外感风寒之邪得以表散，在里之阳气得以维护，则阳虚外感可愈。

细辛配伍羌活、防风：羌活辛苦性温，气味雄烈，长于散表寒、祛风湿，为治风寒湿痹之要药。防风辛甘微温，因其以祛风见长，且微温不燥，素有"风药中润剂"之称。细辛辛温，辛能祛风，温能散寒，以止痛见长。三药配伍，祛风散寒、胜湿止痛力增，适用于风寒感冒夹湿、恶寒发热、头身酸重疼痛者。

细辛配伍干姜、五味子：细辛辛散温通，外能发散风寒，内能温肺化饮，主要用于风寒咳喘证，或寒饮咳喘证。干姜辛热，主入肺经，善温肺散寒化饮，用于寒饮咳喘。五味子味酸收敛，甘温而润，能上敛肺气，下滋肾阴，为治疗久咳虚喘之要药。干姜、细辛相须为用，外散风寒，内化痰饮；五味子酸温收敛，止咳平喘，可防干姜、细辛耗散肺气。三药配伍，散中有收，开中有阖，使风寒解，水饮去，宣降复，则喘咳自平。

细辛配伍当归、桂枝：桂枝辛甘温煦，入营血，达四肢，能温经通脉。细辛"善祛阴分之寒邪"而温通经脉。细辛得桂枝温通之力增强。当归甘温质润，长于补血，为补血之圣药；又辛行温通，为活血行气之要药；既能补血中之虚，又能行血中之滞。三药配伍，温阳与散寒并用，养血与通脉兼施，温经散寒，养血通脉，使营血充，寒凝散，经脉通，则血虚寒凝经脉诸症得解。

薤 白

1. 来源

薤白为百合科植物小根蒜或薤的干燥鳞茎。全国各地均有分布，主产于江苏、浙江等地。夏、秋二季采挖。洗净，除去须根，蒸透或置沸水中烫透，晒干。生用。

2. 药性与功效

《本草纲目》曰："治少阴病厥逆泄痢及胸痹刺痛，下气散血。"《本草求真》曰："薤，味辛则散，散则能使在上寒滞立消；味苦则降，降则能使在下寒滞立下；气温则散，散则能使在中寒滞立除；体滑则通，通则能使久痼寒滞立解。是以下痢可除，瘀血可散，喘急可止，水肿可敷，胸痹刺痛可愈，胎产可治，汤火及中恶卒死可救，实通气、滑窍、助阳佳品也。"

现代多认为薤白味辛、苦，性温。归心、肺、胃、大肠经。具有通阳散结、行气导滞等作用。

3. 配伍应用

薤白配伍栝楼：薤白滑利通阳，开心窍，散胸中与大肠气滞，兼能活血；栝楼既能化痰宽胸，又能润燥滑肠。二药相配，一润一散，涤痰泄浊，开胸散结，主治胸阳不通、心血瘀阻、心前区或胸骨后刺痛、闷痛诸症。

薤白配伍当归：薤白能活血化瘀、祛风散寒、除下焦寒湿；当归有活血祛瘀、补血润肠之功。二药共用，可治月经不调、赤白带下、胎动不安等病症。

杏 仁

1. 来源

杏仁为蔷薇科植物山杏、西伯利亚杏、东北杏或杏的干燥成熟种子。夏季采收成熟果实，除去果肉和核壳，取出种子，晒干，生用。

2. 药性与功效

《神农本草经》曰："治咳逆上气，雷鸣喉痹，下气，产乳金创，寒心奔豚。"《本草便读》："功专降气，气降则痰消嗽止。能润大肠，故大肠气秘者可用之。"《珍珠囊药性赋》："除肺热，治上焦风燥，利胸膈气逆，润大肠气秘。"

现代多认为杏仁味苦，微温；有小毒。归肺、大肠经。具有降气止咳平喘、润肠通便等作用。

3. 配伍应用

杏仁配伍桔梗：杏仁苦泄肃降，可降气止咳，祛痰定喘，为止咳平喘之要药；对咳喘之症，无论风寒风热、外感内伤都可使用。桔梗苦辛性平，主归肺经，能宣泄肺气而利咽喉，有较好的祛痰作用，为肺经气分之要药；善治咳嗽痰多，无论寒热虚实，皆可用之。两药配伍，宣降相济，气机调和，宣肺降气，止咳祛痰功效显著。常用于外感，无论寒热虚实，致使肺气失宣所引起的咳嗽、胸闷不畅、痰多、咽痛、喑哑等症。

杏仁配伍紫苏子：二药都有平喘、润肠通便之效。但杏仁偏于降气止咳而平喘，凡咳喘之症，无论外感内伤、寒热虚实皆可配伍。紫苏长于消痰降气而平喘，适用于气逆痰壅之咳嗽气喘。两药相须为用，共奏降气理肺、润肠通便之效。常用于外感风寒咳嗽，兼脏腑气机失调之气逆咳嗽、大便不畅者。

杏仁配伍麻黄：杏仁苦温降泄，功擅降气止咳，兼能祛痰定喘。麻黄辛温浮散，长于发散风寒，开宣肺气而止咳平喘。两药配伍，一降一宣，调和气机，使止咳平喘之效增强。常用于外感风寒、肺气壅滞所引起的咳喘实证。

杏仁配伍桃仁：二药都为种子类药物，因富含油脂而有润肠通便之效。杏仁苦泄肃降，能降气止咳平喘，润肠通便。桃仁苦泄破瘀，活血祛瘀力强，又可润肠通便，降气止咳。两药配伍，润肠通便、降气止咳功效显著加强，同时可活血化瘀。常用于津液不足之肠燥便秘，以及肺失宣降，气逆咳喘日久而有血瘀者。

雄 黄

1. 来源

雄黄为硫化物类矿物雄黄的矿石。主含二硫化二砷（As_2S_2）。主产于广东、湖南、湖北、贵州、四川等地。随时可采，采挖后除去杂质。研成细粉或水飞，生用。切忌火煅。

2. 药性与功效

《神农本草经》曰："味苦，平、寒。主寒热，鼠瘘恶创，疽痔死肌，杀精物、恶鬼、邪气、百虫毒，胜五兵。"《日华子本草》曰："治疥癣，风邪癫痫，岚瘴，一切蛇虫、犬兽伤咬。"

现代多认为雄黄味辛，性温。有毒。归肝、胃、大肠经。具有解毒、杀虫的作用。

3. 配伍应用

雄黄配伍乳香、没药：雄黄温燥有毒，攻毒疗疮力强；乳香、没药有活血行气、消肿止痛之功。诸药相配，共奏攻毒疗疮、活血消肿止痛之效，用于痈肿疮毒。方如醒消丸。

雄黄配伍白矾：雄黄有解毒燥湿杀虫之功；白矾既能解毒杀虫，又能燥湿止痒。两药配伍，更增燥湿杀虫止痒之力，适用于湿疹瘙痒。方如二味拔毒散。

旋覆花

1. 来源

旋覆花为菊科植物旋覆花或欧亚旋覆花的干燥头状花序。主产于河南、河北、江苏、浙江、安徽等地。夏、秋二季花开时采收，除去杂质，阴干或晒干。生用或蜜炙用。

2. 药性与功效

《神农本草经》曰："味咸，温。主结气胁下满，惊悸，除水，去五脏间寒热，补中，下气。"《药性论》曰："主胁肋气，下寒热水肿，主治膀胱宿水，去逐大腹，开胃，止呕逆不下食。"《本草汇言》曰："旋覆花，消痰逐水，利气下行之药也。主心肺结气、胁下虚满、胸中结痰、呕吐、痞坚噫气或心脾伏饮、膀胱留饮、宿水等症。大抵此剂微咸以软坚散痞，性利下气行痰水，实消伐之药也。"

现代多认为旋覆花味苦、辛、咸。归肺、胃、脾、大肠经。具有降气、消痰、行水、止呕功效。

3.配伍应用

旋覆花配伍代赭石：代赭石质重沉降，能清降肝火、镇降逆气，长于治肝胃气逆之呕吐、呃逆、气逆喘咳等，为重镇降逆之要药。旋覆花可降气化痰而平喘咳，善降胃气，有良好的降逆止呕作用，常用于痰浊内停、胃气不和所致的噫气、呕吐、心下痞满诸症；同时，它又可消痞行水而除痞满，多用于痰涎壅肺、喘咳痞满等症。两药配伍，共奏降逆止呕化浊之效。常用于痰浊内阻，胃气上逆之呕吐、呃逆不止、嗳气频频、心下痞满及咳嗽痰喘等症。如旋覆代赭汤（《伤寒论》）。

薏苡仁

1. 来源

本品为禾本科植物薏苡的干燥成熟种仁。秋季果实成熟时采割植株，晒干，打下果实，再晒干，除去外壳、黄褐色种皮和杂质，收集种仁。本品气微，味微甜。以粒大、饱满、色白者为佳。生用或炒用。

2. 药性与功效

《神农本草经》曰："味甘，微寒。主筋急拘挛，不可屈伸，风湿痹，下气。久服轻身益气。其根下三虫。"《本草纲目》曰："甘，微寒，无毒。薏苡仁属土，阳明药也，故能健脾益胃。虚则补其母，故肺痿、肺痈用之。筋骨之病，以治阳明为本，故拘挛筋急风痹者用之。土能胜水除湿，故泄痢水肿用之。"

现代多认为薏苡仁味甘、淡，性凉。归脾、胃、肺经。具有利水消肿、渗湿、健脾、除痹、清热排脓的作用。

3 . 配伍应用

薏苡仁配伍麻黄：功用发汗解表，祛风除湿。薏苡仁微寒清热除痹，甘淡渗湿利水；麻黄性味辛温，可发表散寒、利水消肿。两药配伍，寒清淡渗温散，共奏祛风除湿、散寒解表之功。常用于湿热痹症属寒者，以及风湿初起、身热疼痛等。

薏苡仁配伍芦根：功用清肺排脓。二药均入肺经。同时，薏苡仁性微寒，可清热排脓；芦根性寒，善清肺祛痰排脓。两药合用，清肺排脓效果显著，为治疗肺痈胸痛、咳吐脓血的常用方。

薏苡仁配伍白术：功用利水除湿，健脾止泻。二药都有健脾祛湿之功效。薏苡仁甘淡性凉，利水渗湿，健脾止泻；白术甘苦性温，利水燥湿，益气健脾。两药配伍，祛湿健脾而止泻，利水渗湿实大便。常用于湿盛困脾所引起的泄泻、食少、肢体倦怠等症。

薏苡仁配伍防己：功用祛风除湿、清热止痛。薏苡仁甘寒可清热，甘淡可渗利，偏于祛湿除痹，舒缓筋脉；防己苦寒能清热，又长于祛风除湿止痹痛。两药配伍，有祛风除湿、清热止痛之功效。常用于湿痹拘挛、关节红肿疼痛等风湿阻滞经络之症。

茵 陈

1. 来源

茵陈为菊科植物滨蒿或茵陈蒿的干燥地上部分。春季幼苗高 6 ~ 10 厘米时采收或秋季花蕾长成至花初开时采割。春季采收的习称"绵茵陈"，秋季采割的称"花茵陈"。除去杂质及老茎，晒干。生用。

2. 药性与功效

《神农本草经》曰："主风湿寒热邪气，热结黄疸。"《本草便读》曰："为治湿病黄疸之要药。"《名医别录》曰："通身发黄，小便不利，除头痛，去伏瘕。"《本经疏证》曰："《伤寒》《金匮》二书，几若无疸不茵陈者。"

现代多认为茵陈味苦、辛，微寒。归脾、胃、肝、胆经。具有清利湿热、利胆退黄、解毒疗疮等作用。

3. 配伍应用

茵陈配伍栀子：茵陈苦泄下降，性寒清热，善清利脾胃肝胆湿热，使之从小便而出，为治黄疸之要药。栀子长于清利三焦湿热又凉血解毒。两药合用，有清热利湿、解毒消疸之功效，适用于脾胃湿热外不得越散、内不得降泄，熏蒸郁遏而致身目皆黄的阳黄症。

茵陈配伍干姜：茵陈性寒清热，为治黄疸之要药。干姜辛热燥烈，主入中焦，温中散寒。两药相配，可温散脾胃寒湿郁滞，具有消黄之功。适用于寒湿郁滞、阳气不得宣运、胆气外泄所致的身目发黄、其色晦暗、身冷肢厥、脉沉细的阴黄症。

禹余粮

1. 来源

禹余粮为氢氧化物类矿物褐铁矿，主含碱式氧化铁。采挖后，除去杂石。

2. 药性与功效

《神农本草经》曰："主咳逆，寒热烦满，下利赤白，血闭症瘕大热。"《本草纲目》曰："催生，固大肠。"又云："禹余粮，手足阳明血分重剂也。其性涩，故主下焦先后诸病。"

现代多认为禹余粮味甘、涩，微寒。归胃、大肠经。具有涩肠止泻、收敛止血等作用。

3. 配伍应用

禹余粮配伍赤石脂：禹余粮味甘涩性平，能涩肠止泻。赤石脂甘温酸涩，能顾肠胃，具有收敛之功。两药相须而用，用于久泻、久痢者。

禹余粮配伍当归：禹余粮固涩止带、止血。当归味甘质润，其气轻而辛，能补血活血，调经止痛。两药配伍，既能养血调经，又能活血固涩。适用于血虚烦热导致的月经过多、崩漏带下等。

禹余粮配伍石榴皮：禹余粮性平缓，可外用治皮肤溃疡。石榴皮酸涩性温，不仅可内服止崩带下，研末外用可止血，还长于杀虫，治虫积腹痛。两药均性涩，能涩肠止泻，固崩止血，故常相须为用，增强收敛之力。

芫　花

1. 来源

芫花为瑞香科植物芫花的干燥花蕾。主产于安徽、江苏、浙江、四川、山东等地。春季花开放前采摘，晒干。生用或醋制用。

2. 药性与功效

《神农本草经》曰："味辛，温。主咳逆上气，喉鸣喘，咽肿，短气，蛊毒，鬼疟，疝瘕，痈肿，杀虫鱼。"《本草纲目》曰："治水饮痰澼，胁下痛……芫花留数年陈久者良。用时以好醋煮数十沸，去醋，以水浸一宿，晒干用，则毒灭也。或以醋炒者次之。"

现代多认为芫花味苦、辛，性温；有毒。归肺、脾、肾经。具有泻水逐饮，祛痰止咳，杀虫疗疮的功效。

3. 配伍应用

芫花配伍甘遂：芫花味辛、苦，性温；甘遂味苦、甘，性寒。二者均可泻下逐饮，用于水饮停留胸胁之悬饮、停留腹部之膨胀及水肿腹满等症。

芫花配伍枳壳：芫花泻水逐饮，破结除湿消肿；枳壳行气破积，消痞散结。两药配伍，共奏逐水行气、破积除胀之功，适用于鼓胀腹满及水肿痰饮等症。方如枳壳丸。

芫花配伍干姜：芫花泻水逐饮，祛痰止咳；干姜温里散寒，温肺化饮。二者配伍，既温里散寒，又祛痰逐饮。适用于肺气壅实、寒饮久咳。方如五愈丸。

皂 荚

1. 来源

皂荚为豆科植物皂荚的果实，又名皂角。形扁长者，称大皂荚；植株受伤后所结的小型果实，弯曲成月牙形，称猪牙皂，又称小皂荚，均入药。主产于四川、河北、陕西、河南等地。秋季采摘成熟果实，晒干，切片生用或炒用。

2. 药性与功效

《本草纲目》曰："通肺及大肠气，治咽喉痹塞，痰气喘咳，风疠疥癣。""其味辛而性燥，气浮而散。吹之异之，则通上下诸窍；服之则治风湿痰喘肿满，杀虫；涂之则散肿消毒，搜风治疮。"《本经逢原》曰："大小二皂，所治稍有不同。用治风痰，牙皂最胜；若治湿痰，大皂力优。"

现代多认为皂荚味辛、咸，性温。有小毒。归肺、大肠经。具有祛顽痰、通窍开闭、祛风杀虫的作用。

3. 配伍应用

皂荚配伍半夏：皂荚辛温，有小毒，祛风痰、除湿毒，功擅通关开窍；半夏辛温，有毒，长于燥湿化痰、降气、消痞、散结。二者合用，有降气散结、祛痰开窍之功效。用于治疗痰湿壅滞之胸闷咳喘、痰多质黏咯吐不利；中风痰厥证之卒然昏迷、口噤不开、喉中痰鸣者。

皂荚配伍细辛：皂荚辛温，祛风痰、通关开窍；细辛辛温，祛风散寒、温肺化饮、宣肺开郁、利气开窍。二者合用，共奏宣肺化痰开窍之功效，用于治疗中风痰厥之卒然昏迷、口噤不开、口流痰涎者。

皂荚配伍明矾：皂荚味辛性温，祛风痰、除湿毒，擅化胶固之痰而开闭通窍；明矾味酸涩性寒，解毒、燥湿、清热消痰，长于吐利风热之痰涎。二者伍用，有稀涎之功，能使冷涎从口中吐出而显著增强开闭通窍之效，用于治疗中风闭证之痰涎壅盛、喉中痰鸣有声、口角流涎及痰涎壅盛所致之哮喘。

泽　漆

1. 来源

泽漆为大戟科植物泽漆的干燥全草。我国大部分地区均有分布。多为野生。4～5月开花时采收。除去根及泥沙，晒干，生用。

2. 药性与功效

《神农本草经》曰："主皮肤热，大腹水气，四肢面目浮肿。"《医林纂要》曰："泻肺降气，行水去热。"《植物名实图考》曰："煎熬为膏，敷无名肿毒。"

现代多认为泽漆味苦，微寒。归大肠、小肠、脾经。具有利尿消肿、化痰散结、杀虫止痒的作用。

3. 配伍应用

泽漆配伍茯苓：泽漆苦寒降泄，有较强的利水消肿作用。茯苓味甘而淡，甘则能补，淡则能渗，药性平和，利水而不伤正气。两药相伍为用，可用于治疗通身浮肿，腹水胀满。

泽漆配伍浙贝母：泽漆有化痰散结，解毒消肿的作用。浙贝母苦泄清解热毒，化痰散结消痈。两药相伍为用，用于治疗瘰疬等。

泽　泻

1. 来源

泽泻为泽泻科植物泽泻的干燥块茎。冬季茎叶开始枯萎时采挖，洗净，干燥，除去须根和粗皮，以水润透切片，晒干。麸炒或盐水炒用。

2. 药性与功效

《神农本草经》曰："治风寒湿痹，乳难，消水，养五脏，益气力，肥健。"《本草纲目》曰："渗湿热，行痰饮，止呕吐、泻痢、疝痛、脚气。"

现代多认为泽泻味甘、淡，性平。归肾、膀胱经。具有利水消肿，渗湿，泄热，化浊降脂等作用。

3. 配伍应用

泽泻配伍白术：泽泻甘淡性寒，又主入肾与膀胱经，善利水渗湿，且能清肾与膀胱之火。白术甘苦性温，又主入脾胃经，善益气健脾，且燥湿利水。两药配伍，祛邪扶正，使健脾利湿、止泻效果显著。常用于痰饮、眩晕、小便不利、水肿、泄泻、淋浊、带下等症。

泽泻配伍熟地黄：泽泻甘淡性寒可利水渗湿，泄热，尤宜于肾阴不足、相火偏亢之症。熟地黄甘温善补血养阴，填髓益精，可治疗心肝血虚、肾阴不足或肝肾不足之症。两药合用，共奏泻火滋阴之效，常用于肾阴不足、肾阳亢盛之遗精、盗汗、眩晕、耳鸣、腰酸等症。

泽泻配伍木通：泽泻功擅利水渗湿，泄肾与膀胱之火热。木通功擅利尿通淋，清心与小肠之火热；两药相伍，泻火利尿功效显著。常用于小便淋浊、涩痛等症。

赭 石

1. 来源

赭石为氧化物类矿物刚玉族赤铁矿，主含三氧化二铁（Fe_2O_3）。开采后，除去杂石泥土，打碎生用或醋淬研粉用。降逆、平肝宜生用，止血宜煅用。

2. 药性与功效

《神农本草经》曰："腹中毒邪气，女子赤沃漏下。"《名医别录》曰："主带下百病，难产，胞衣不出，堕胎，养血气，除五脏血脉中热。"《医学衷中参西录》曰："能生血兼能凉血，而其质重坠，又善镇逆气，降痰涎，止呕吐，通燥结。"又曰："治吐衄之证，当以降胃为主，而降胃之药，实以赭石为最效。"

现代多认为赭石味苦、寒。归肝、心经。具有平肝潜阳、重镇降逆、凉血止血等作用。

3. 配伍应用

赭石配伍牛膝：代赭石苦寒清热，质重沉降，长于平肝潜阳，清泄肝热。牛膝功擅下行，能引血引热下行，以降上炎之火，治上部火热。两药合用，能很好地潜降肝阳，而治疗头痛目眩、脑转耳鸣、目胀头痛等肝阳上亢证。

赭石配伍白芍：代赭石功擅平肝潜阳，重镇降逆，清热凉血止血，为重镇降逆之要药。白芍功长平抑肝阳，养血敛阴，柔肝止痛。两药配伍，既能平肝降逆，又善于养血敛阴，凉血止血。常用于热迫血出、循行脉外之吐血、衄血、崩漏下血等。

浙贝母

1. 来源

浙贝母为百合科植物浙贝母的鳞茎。初夏植株枯萎时采挖，洗净，除去外皮，拌以煅过的贝壳粉，吸去浆汁，切厚片或打成碎块。

2. 药性与功效

《本草正》曰："大治肺痈、肺痿、咳喘、吐血、衄血，最降痰气，善开郁结，止疼痛，消胀满，清肝火，明耳目，除时气烦热，黄疸，淋闭，便血，溺血；解热毒，杀诸虫及疗喉痹，瘰疬，乳痈发背，一切痈疡肿毒……较之川贝母，清降之功，不啻数倍。"《本经逢原》曰："同青黛治人面恶疮，同连翘治项上结核。皆取其开郁散结、化痰解毒之功也。"《本草纲目拾遗》曰："解毒利痰，开宣肺气，凡肺家夹风火有痰者宜此。"

现代多认为浙贝母味苦，性寒。归肺、心经。具有清热化痰止咳、解毒散结消痈等作用。

3. 配伍应用

浙贝母配伍白芷：浙贝母苦寒，清泻力大，功擅清热化痰、散结消痈，对痰热郁结所致的疮痈、瘰疬、瘿瘤有很好的治疗效果。白芷辛散温通，有消肿散结排脓之功，可用于疮疡初起红肿热痛，且对脓成难溃者有排脓之效。两药配伍，散结消痈力增，常用于各种痈疖肿毒之症。

浙贝母配伍夏枯草：浙贝母苦寒，功专清肺火而化痰散结消痈。夏枯草辛苦性寒，功能清热毒，泻肝火，散郁结，消肿痛。两药合用，对于肝郁化火、痰火凝聚于颈项而成的瘰疬、瘿瘤有显著治疗效果。

浙贝母配伍玄参：浙贝母苦寒清泄，长于清肺热而化痰散结消痈，多用于痰热互结郁肺或火毒炽盛之瘰疬、瘿瘤、痈疽肿毒、肺痈吐脓、咽喉肿痛等症。玄参甘苦咸寒，功能清热凉血、养阴润燥、解毒散结，常用于热毒壅盛、阴虚火旺之咽喉肿痛，抑或痰火郁结之瘰疬痰核、疮疡肿毒等。两药配伍，增强清热解毒、散结化痰之功效。常用于痰火内蕴郁肺诸症。

浙贝母配伍桑叶：浙贝母苦寒，入肺经，功擅降泄肺气而清肺化痰。桑叶甘寒质润，亦入肺经，功专宣散风热、清肺润燥，用于风热表证，兼清肺热，润肺燥而止咳。两药配伍，一宣一降，既能宣肺降气，又可清肺润肺化痰。常用于风热咳嗽，痰火郁肺而咳者。

浙贝母配伍栝楼：二药都有清热化痰、散结之功效，且均入肺经。浙贝母苦寒降泄，功专降泄肺气、清化热痰。栝楼性寒，味甘微苦，善于清肺热、润肺燥而化痰。两药相须为用，清肺化痰之力大增。常用于肺热燥咳，或痰热互结郁肺之咳喘、痰黄黏稠、口干咽燥等症。

知 母

1. 来源

知母为百合科植物知母的干燥根茎。春、秋二季采挖，除去须根及泥沙，晒干，习称"毛知母"；或除去外皮，晒干。生用，或盐水炙用。

2. 药性与功效

《神农本草经》曰："治消渴热中，除邪气，肢体浮肿，下水，补不足，益气。"《本草纲目》曰："知母之辛苦寒凉，下则润肾燥而滋阴，上则清肺金而泻火，乃二经气分药也。"

现代多认为知母味苦、甘，性寒。归肺、胃、肾经。具有清热泻火、滋阴润燥等作用。

3. 配伍应用

知母配伍石膏：两者都有清泄肺胃实热之效。生石膏辛甘大寒，质重浊，其性走而不守，善清胃家实热，偏于清泄胃火，解肌热，除肺火，为邪热进入阳明气分之要药，偏于清。知母苦寒质润多液，长于清胃肃肺以除烦热，并可滋胃燥，泻相火，偏于滋。二者合用，一清一滋，有清热保津之效，清解肺胃实热之力增强，且能滋阴养胃润燥，常用于热病气分热盛之烦躁、口渴、高热以及消渴病等。

知母配伍百合：百合宁心安神，润肺止咳。知母清热泻火，滋阴润燥。二药配伍，一润一清，宁心安神，清热润肺。

知母配伍黄柏：知母多用盐水炒以下行入肾，滋阴降火偏用于肾经虚热、骨蒸、消渴。黄柏入肾清热，偏用于肾经湿热、淋浊、膝软。黄柏清下焦有形湿热，知母泻下焦无根之火。二药合用，可增强其清泄相火、退热除蒸之效。

知母配贝母：知母苦寒，质软性润，上清肺经，下泻肾火，兼清胃热。贝母苦寒，清热润肺，止咳化痰。二者俗称"二母"，配伍应用，可育阴润肺、止咳化痰，对水亏火旺之干咳无痰或少痰用之为宜。

栀 子

1. 来源

栀子为茜草科植物栀子的干燥成熟果实。9～11月果实成熟显红黄色时采收，除去果梗和杂质，蒸至上气或置沸水中略烫，取出，干燥。生用、炒焦或炒炭用。泻火除烦、清热利湿、凉血解毒宜生用，凉血止血宜炒焦或炒炭用。

2. 药性与功效

《神农本草经》曰："主五内邪气，胃中热气，面赤，酒疱皶鼻，白癞赤癞，疮疡。"《本草撮要》曰："功专除烦泻火。"《本草集要》曰："善去心中客热，虚烦不得眠，反复颠倒，心中懊恼。"《本草经疏》曰："泻一切有余之火。"

现代多认为栀子味苦，性寒。归心、肺、三焦经。具有泻火除烦、清热利湿、凉血解毒、凉血止血等作用。

3. 配伍应用

栀子配伍黄芩：栀子入三焦经，故可清三焦火热，祛湿解毒。黄芩入肺胃、肝胆经，善清上中二焦之火热，燥湿解毒。两药配伍，能清三焦肺热，除湿解毒，常用于血热妄行之吐血、衄血、便血、尿血、肺热咳嗽痰稠及湿热黄疸、热毒下痢、疮疡等症。

栀子配伍连翘：栀子有泻心火除烦躁，清热解毒消肿之功。连翘善清心肺热邪，散结消肿。两药合用，既能消肿散结，又能清热解毒，适用于温热陷入心包之高热烦躁、神昏、尿赤淋涩、口舌溃烂等症，外用还以治疗疮疡肿毒。

栀子配伍淡豆豉：栀子苦寒，清热除烦，尤清肺胃之热。淡豆豉借其升散之性，可宣解胸中郁热。两药配伍，共奏清热除烦、宣表解里的功效，常用于外感风热、邪热留扰胸中之虚烦懊恼、躁扰不宁、心烦不眠、舌红苔黄等症。

栀子配伍大黄：大黄苦，大寒，泻火除寒，推陈致新，通大便，使火邪、湿热之邪从后阴大便而去。栀子清肺通水道，使热从前阴小便而出。二药合用，火邪、湿热皆能除，多用于阳明热盛之大便秘结，或积滞泻痢、火热亢盛迫血上溢所致出血证，以及邪热瘀血所致黄疸证。

枳　实

1. 来源

枳实为芸香科植物酸橙及其栽培变种或甜橙的干燥幼果。五六月间采集自落的果实，自中部横切为两半晒干或低温干燥，较小者直接晒干或低温干燥。用时洗净、闷透，切薄片，干燥。生用或麸炒用。

2. 药性与功效

《神农本草经》曰："主大风在皮肤中，如麻豆苦痒，除寒热结，止痢，长肌肉，利五脏，益气轻身。"《本草纲目》曰："枳实、枳壳……大抵其功皆能利气，气下则痰喘止，气行则痰满消，气通则痛刺止，气利则后重除。"

现代多认为枳实味苦、辛、酸，微寒。归脾、胃经。具有破气消积、化痰散痞等作用。

3. 配伍应用

枳实配伍大黄：枳实苦寒降泄，其性下行，功专破气消积除痞，尤宜于降泄肠胃之无形气结。大黄苦寒沉降，善荡涤肠胃、峻下热结，为治胃肠实热有形积滞之要药。两药配伍，有开气机壅结，泻肠胃积滞，除痞之功效。常用于气食停滞之腹胀便秘等症状。

枳实配伍厚朴：枳实善于破气消积、化痰除痞，为治食积气滞之要药。厚朴长于燥湿消痰，下气除满，为治脾胃气滞湿阻之要药。两药配伍，共奏行气化痰、消痞除满之效。常用于气滞痰阻食积所引起的痞满胀痛、腹胀便秘等症。

枳实配伍白术：枳实苦寒降泄，专开气机壅结而消积除胀。白术甘温，偏于益气健脾、燥湿利水。两药配伍，一补一消，且补而不滞、消不碍正，健脾消食功效显著。常用于脾虚气滞之饮食不化、脘腹痞满、大便不畅等症。

枳实配伍栝楼：枳实性寒能胜热，味苦可燥湿降泄，湿除气行则痞消痰化，效力峻猛，有"冲墙倒壁"之说。栝楼功擅清热化痰，理气开郁，散结宽胸，为开胸除痹、利气导痰之要药。两药合用，有行气消痞除痰之功，常用于痰热结胸、痰气互结之症。

枳实配伍白芍：枳实辛散，功专于破气消积除痞。白芍酸涩，功长于养血敛阴，柔肝止痛。两药配伍，一散一敛，相反相成，共奏行气和营、消积止痛之效。常用于气血不畅、积滞不通之症。

猪 苓

1. 来源

猪苓为多孔菌科真菌猪苓的干燥菌核。寄生于桦树、枫树、柞树的根上。春秋二季采挖，去泥沙，晒干。切片入药，生用。

2. 药性与功效

《神农本草经》曰："主痎疟，解毒，蛊注。不祥，利水道。"《本草纲目》曰："开腠理，治淋肿脚气，白浊，带下，妊娠子淋，胎肿，小便不利。"并谓："开腠理，利小便，与茯苓同功。但入补药不如茯苓也。"

现代多认为猪苓味甘、淡，性平。归肾、膀胱经。具有利水渗湿等作用。

3. 配伍应用

猪苓配伍白术：猪苓甘淡性平，功专利水渗湿。白术甘苦性温，功擅益气健脾，燥湿利水。两药合用，利水渗湿之力显著，常用于脾虚水泻、浮肿、小便不利等症。

猪苓配伍大腹皮：二药均可利水。猪苓功偏渗湿利水，大腹皮善于行气宽中利水。两药配伍，利水效果增强，常用于水肿、小便不利等水湿内停之症。

猪苓配伍木通：猪苓专长渗湿利水。木通功擅利尿通淋，且可清热。两药配伍，共奏利尿通淋、清热渗湿之效。常用于热淋涩痛、尿道痛、小便不利等症。

猪苓配伍阿胶：猪苓甘淡，渗湿利水。阿胶甘平，补血止血，滋阴复液，有利水却不伤阴、益阴但不滋腻之效。两药合用，对于渴欲饮水，小便不利、涩痛，脉浮发热，血淋涩痛等症有效。

紫 菀

1. 来源

紫菀为菊科植物紫菀的根及根茎。主产于东北、华北、西北及河南、安徽等地。春、秋二季采挖，除去有节的根茎，编成辫状晒干，切厚片生用或蜜炙用。

2. 药性与功效

《神农本草经》曰："主咳逆上气，胸中寒热结气。"《本草正义》曰："紫菀柔润有余，虽曰苦辛而温，非燥烈可比。专能开泄肺郁，定咳降逆，宣通窒滞，兼疏肺家气血。凡风寒外束，肺气壅塞，咳呛不爽，喘促哮吼，及气火燔灼，郁为肺痈，咳吐脓血，痰臭腥秽诸证，无不治之；而寒饮盘踞，浊涎胶固，喉中如水鸡声者，尤为相宜。"

现代多认为紫菀味辛、苦，性温，归肺经，具有润肺下气、消痰止咳的作用。

3. 配伍应用

紫菀配伍紫苏子：紫菀辛开苦降甘润，专入肺经，长于润肺下气，开肺郁、化痰浊而止咳；紫苏子辛温质润，可降气化痰、止咳平喘，多用于痰壅气滞之症。两药相伍，增强化痰止咳、平喘利膈之效。常用于肺失宣降之气逆咳喘、胸膈满闷等症。

紫菀配伍款冬花：紫菀辛散苦泄，化痰止咳，功擅祛痰；款冬花辛温，宣肺止咳，长于止咳。二者伍用，有泄肺祛痰之功效；若蜜炙后用，其润肺止咳之功效更著。用于治疗或内伤或外感之咳嗽气喘、痰多咯吐不爽者。

紫菀配伍阿胶：紫菀润肺下气、化痰止咳；阿胶滋阴润肺、补血止血。二者伍用，有滋阴润燥、祛痰止咳、养血止血之功效。用于治疗虚劳肺痿、咯痰带血者，以及支气管扩张引起的咯血诸症。

紫石英

1. 来源

紫石英为氟化物类矿物萤石族萤石，主要成分为氟化钙。采挖后，除去杂石。

2. 药性与功效

《神农本草经》曰："紫石英，味甘温。主心腹咳逆邪气，补不足，女子风寒在子宫，绝孕，十年无子。久服温中，轻身延年。生山谷。"《本草崇原》曰："气味甘温，无毒。主治心腹咳逆邪气，补不足，女子风寒在子宫，绝孕，十年无子。久服温中，轻身延年。"

现代多认为紫石英味甘，性温。归肾、心、肺经。具有温肾暖宫、镇心安神、温肺平喘的功效。用于肾阳亏虚、宫冷不孕、惊悸不安、失眠多梦、虚寒咳喘等病症的治疗。

3. 配伍应用

紫石英配伍石决明：紫石英甘温，入心、肺、肾经，能助肾阳、暖胞宫，并可镇心安神。石决明咸寒质重，功能平肝潜阳、清肝明目，为凉肝、镇肝之要药，偏治肝肾阴虚、阴不制阳之肝阳亢盛或肝火上炎诸症。两药合用，功在镇肝潜阳。常用于肝阳上亢之头晕目眩等症，亦可用于宫寒不孕。

紫石英配伍花椒：紫石英甘温，长于温肺散寒，止咳定喘；花椒辛热，善于温肾助阳，纳气平喘。两药配伍，可增强温补肺肾、止咳平喘的作用，用于肺肾不足之气逆咳喘等。

紫石英配伍龙骨：紫石英长于镇心安神；龙骨善于镇惊安神。两药配伍，可增强定惊安神的作用，用于痰浊闭窍、阻滞经络之惊痫、抽搐等症。方如风引汤。

紫石英配伍酸枣仁：紫石英甘温能补，质重能镇，为温润镇怯之品，长于镇心安神；酸枣仁味甘质润，能养心阴、益肝血，善于宁心安神。两药配伍，可增强养血补心、镇静安神的作用，用于心肝血虚、神失所养所致的失眠、惊悸怔忡等症。

紫石英配伍五味子：紫石英长于温肺寒，止喘嗽；五味子善于敛肺气，滋肾水。两药配伍，可增强温肺祛寒、敛肺气、止喘嗽的作用，用于肺寒气逆或肺气不足之痰多喘咳等症。